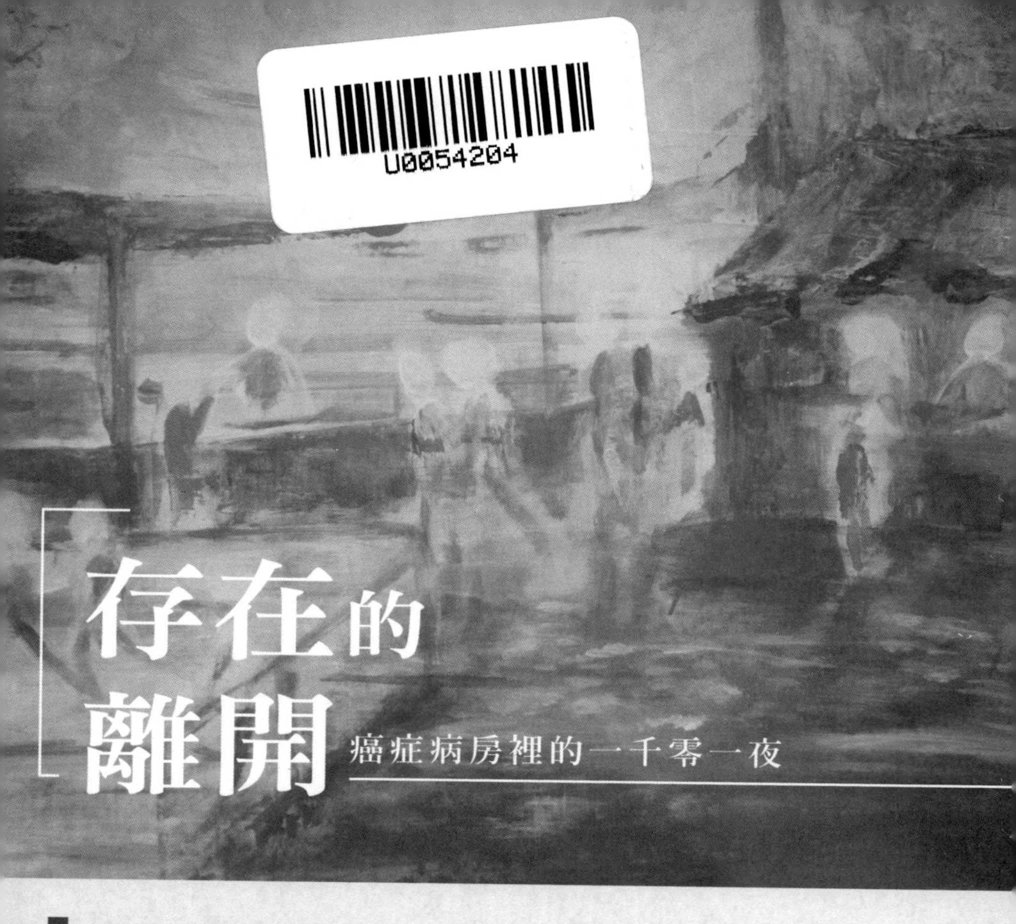

「你已經加油很久了，
這次就不幫你加油了！」

因爲彼此陪伴，眼淚是活過的證明，
當我再次說出你的故事，
感動的淚水早已在眼眶中打轉……

在心房互相敞開的那一刻，
我不是護理師，他們也不是病人。

作者 **林怡芳** 護理師
封面繪圖 **許韞恩**

目錄

序

PART I

PART 2

病房外，爲自己大口呼吸——我們是這樣走過來的

「我們從失敗，還是成功裡學到最多？」答案是：「失敗。」有時候能做的，不是強迫接受，而是配合演出。

PART 3

More than a job，關於愛的延續——我之所以為護理師

護理人員最好是住海邊，這份工作註定必須管很寬，才能讓你的病人和家屬無比安心。

推薦序一

從護理之愛，啓動社會良善的力量

一般身體健康的人，很難體會健康的重要和珍貴性。大部分的人，都會覺得健康是理所當然的。每天能跑、能跳、能到處享受世界的美好、能無意識地呼吸，是再自然不過的事情。大家都會覺得死亡與自己很遙遠，每個人每天就是盡量把自己的角色扮演好，忙自己認為該忙的事情。

千篇一律下，忘記生命重要的事

做為學生，就是每天準時上下學，盡量把老師教授的知識吸收理解；做為上班族，就是每天努力完成老闆交付的任務；做為家庭主婦或母親，通常就會為了小孩忙進忙出、上市場買菜、整理家務。

在這個社會上，大部分的人，可能在有意或無意當中，在可以選擇與無法選擇當中，過著千篇一律的生活。但這樣的生活，若時間一久了，會讓人們忘記什麼是我們生命中最重要的事情，什麼是我們該努力把握並追求的事情。

《存在的離開：癌症病房裡的一千零一夜》是一本令人重新省思人生意義的好書。在本書中，讀者可以了解到，其實人，生來沒有什麼是理所當然的。當健康亮起紅燈時，有時連要下床都是一種奢求，連要平順地呼吸都是一種奢侈，更遑論要跑、要跳、要去旅行。

每個人對於自己的人生規劃，通常是五年、十年的規劃著。但若當生命因為癌症而改變，被宣判只剩三個月或是一年可活時，這時的我們，是不是擁有足夠健全的心理，來面對這樣的打擊？

眼眶裡打轉，重新體認人類之愛

當我一拿到這本書的初稿，隨手讀了其中幾篇故事，眼淚就忍不住地在眼眶裡打轉。眼眶濕了，並不是因為這本書的內容寫得多麼得令人無法自己或矯情，而是作者透過流暢詼諧幽默的文筆，讓身為重症醫療從業人員的我們，深有同感、心有戚戚焉，讓我們體認了解到人類之間的愛，無論是同事間的愛、病患親人之間的愛，又或是陌生的醫護人員、志工與病家之間的愛，可以產生多大的力量與影響力。讓我們了解到在現在這個功利主義至上，大家只管自掃門前雪觀念盛行的社會中，人性還是有溫暖與光明的一面。

許多人性良善面的想法與舉動，在這本書中都可細細體會。

有時只是一個小小的貼心舉動，比如說換藥盡量不要造成病患的疼痛，或做檢查更衣時，維持不要暴露、不需露出的部位，藉以維持病患的隱私與尊嚴等。更甚至是在病患無預警的情況下過世了，家屬手足無措時，醫護人員如何提供心靈支持，讓慌亂的家屬得到一份穩定的力量，就像迷航的船隻看到黑暗中燈塔的指引，讓極待補充資源、整裝再出發的船隻得到正確方向。在這本書中都娓娓道來，讓我們足以一一體會。

作者林怡芳護理師，是一位在台大醫院腫瘤病房工作超過十年的專業護理師。透過她的文采，讓讀者們可在輕鬆幽默中，省思我們人生當中，什麼才是最重要的事情。

這本書中的每一個病案故事，都是真實發生的事件，看起來可能只是短短幾段文字，但那些都是親身經歷過的病家，一輩子最刻骨銘心的記憶。這些故事，也可能就曾發生在你我周遭，透過作者的敘述，讓我們更有機會去了解與體悟，身為病患與家屬當時所遭受的身心煎熬。希望讀者在閱讀完這些故事後，能了解到人生的酸甜苦辣，將這些可能遭遇過或沒有遭遇過的經驗，透過作者的敘述，內化成我們對人性良善的動力，讓我們的社會各角落，都能充滿愛的正能量。

林育麟 台大醫院腫瘤醫學部主治醫師

生死兩相安實需預約

安寧緩和醫療強調「善終」，現實生活中要好死實需及早準備。死亡乃人生必經之路，在醫院中許多人因受疾病之苦，必須提早面對這樣沉重的課題。然而臨終照護是一門不易教授的課程，如何讓他們在二十歲的青春年華對於死亡能有共鳴，並同理瀕死的恐懼感，護理教育中，有時光憑課堂授課或是電影教材都還是稍嫌不足，畢竟在醫院裡遇到的狀況五花八門。

愛與被愛，同樣幸福與煎熬

國外有不少翻譯書籍，係由護理師主筆，描述他們與病人的故事，透過對話或情節之描述，可以略為窺探臨床情境，但礙於文化的隔閡以及醫療體制上的差異，拿來作為教材總是感覺不那麼貼近；而國內也有不少由醫師主筆的臨床故事，雖然情節相似，但因醫療與護理對病人照護的重點仍有不同，所描述的觀點也會存有差異。

如今，透過怡芳這本書，我們可以清楚看到她十年來的護理足跡，幻化成文字呈現在你我眼前。故事中除了顯而易見的生理需求，例如：換藥、抽痰等；也有心理需求的著墨，例如：焦慮、恐懼及擔憂；更深層甚至探討靈性的感知，例如：生命意義、信仰及信念等。

在每篇故事中不僅看到病人受的苦，身邊親愛的家人也同樣承受著身心靈的折磨，更多部分也描繪家庭成員間愛的各種形式、每種表達愛的方式，雖然不盡相同但直指著相同地一件事：「愛與被愛同樣的幸福與煎熬」。

高敏感天賦，實踐護理工作價值

和怡芳相識是在她大學時期，曾擔任她的導師，畢業後，因緣際會她到我辦公室擔任研究助理，共事一年，極能感受到她做事高效率，又不失細心地幫我打理許多研究相關業務，以其具備的特質，能勝任各領域。

我們一起參與許多安寧相關的團隊會議，在會議討論中，察覺她極富生命的敏感度，進而鼓勵她能進入臨床闖蕩，並將心路歷程記錄下來，咀嚼並細看自己成長的軌跡。我很高興她做到了！透過她身處第一線的視域，用最貼近病人的話語記錄著與他們的生命故事，也讓我們看見護理的珍貴之處，讓身為老師的我分享了她的榮耀也感受到驕傲。

生命有始有終，但重要的是生命的質量。書中提到「死亡準備永遠沒有做好的一天」，對家屬來說能多活一天都是恩典，當生命落下的那一刻，回首過去能沒有遺憾，如果在這過程中護理能幫上忙且使上力，即是護理工作重要的價值使命。最後引用書中的一句話來當結論——「我們從來都不是為了被看見而做，是認為該做而做，然後心安理得。」

胡文郁　台灣大學護理學系所暨台大醫院護理部主任

推薦序三

一本由護理視角著眼的生命故事書

第一次認識怡芳是在授課碩班「護理專業問題專論」的課程，修課人數雖然不少，但仍記得這位學生上課很專注，對臨床議題的討論，她總是流露著睿敏的眼神及有所感的表情，讓我印象深刻。

別人不做的事，就是我們的事

接著，怡芳找我擔任他的指導教授，在進行碩士論文主題討論時，發覺她不僅關心臨床狀況，還心繫改善護理人員的執業環境。身處臨床的她，似乎期待能用研究來喚醒大眾對於護理工作的重視，以及護理勞動安全等議題的關注。我走過十幾年臨床照護工作，再轉入學術工作，很能體會怡芳想為護理同袍及護理專業代言的熱忱及使命感，隱約中也浮現當年自己為臨床基層護理人員發聲的身影。

臨床護理工作包山包海，即使到現在，在醫院裡只要與病人相關的事，別人不做的事，就是我們的事，聽起來既模糊又沒有界線。臨床工作除了繁瑣，不時會遇到生命危急的情況，又得接受日夜顛倒的輪班生活。這些理由足以讓畢業的準護理師們對於臨床工作望之卻步，紛紛投向其他的工作領域。然而畢業於台大護理學系的怡芳，卻能待在臨床超過十年，相信有她自己一套平衡這些負面能量的思維、理念及反應，或者是臨床有讓她無法抗拒的誘人之處。

不只是故事，而是醫護間的生命交織

這本書寫著怡芳與罹癌病人及其家人的故事，她溫暖且生動的筆觸，描述與他們之間自然真誠的互動對話，讓人不自覺跟著進入故事中，這些不只是故事，而是揭露出真真實實的病人生活經驗，以及護理師出自內心、視病如友、坦率的照護經驗。

罹癌患者越趨年輕化，看著這些故事主角有青少年、大學生，剛出社會的新鮮人，也有為人父母，還有年已垂老的長者，勾勒出許多不同罹癌的面貌。透過書中的描述，讓你不用身處臨床也能感同身受，或許讀的過程會有鼻酸、有歡笑、有淚水，對於生命中不能承受之重——死亡議題也是不停地出現其中。透過怡芳對生命接近尾聲如此真實自然的描述，以及省思，也許你也可以找出自己對生命的觀點，還有體會那隱含在故事之中人性化的護理意涵！

書中引人入勝甚至感人落淚的故事，是怡芳畢業十三年在臨床護理工作累積的體驗，以及垂亡病患的生命經驗交織融合而成的。每個故事沒有制式的耳提面命或世俗期待的犧牲奉獻，但卻蘊含著了第一線基層護理人員對病人照護的專業、真誠、關懷與投入，也呈現出護理師具有的智慧與自主性，非常值得一讀。

張秀如　台灣大學護理學系所教授

推薦

護理界、醫師界、學術界、社工界、主婦界不分排名同場淚推，感動見證

（依姓名筆劃排序）

「一坪大小的片刻裡，我與病人相互分享了自己，平靜轟烈都一同與度。」

這是護理師的日常，而怡芳將它實踐在這裡，一字一語演出每個重要的時空和每場深刻的戰役，也道出屬於護理師的革命情感，道出我們的歷史。

——**王莉婷** 腫瘤病房護理師

這是一本值得推薦給即將踏入臨床服務的醫護新鮮人或學生到職前參考之課外教材，也適合單位臨床 preceptor 做為訓練 NPGY 之團隊合作及了解何謂感動的服務之情境模擬題材。

——**王惠娟** 台大醫院護理長

讀怡芳的文章是一種享受，就像一個運鏡功力深厚的大導演，流暢的文筆引領讀者穿梭於身、心、靈不同層次的情境，其間點綴以恰到好處的幽默，使癌症病房這沈重的主題有了完美的平衡。

藉由她的文采彷彿身歷其境，一起感受作者的角度。每個故事都像一個記錄著有點熟悉的陌生人生命終點的溫馨小劇場，感人的同時也富有引人反思的能量。

——**江慧珍** 駐美家庭主婦代表

罹癌、共存、渡過與接納。我們陪伴在病房的笑與淚，即便汪洋浪花也沖不散的，那是本書扉頁堆砌的文字。護理師用心呵護與疼愛的是病人、是家人，是彼此。

——**邱毓瑩** 專科護理師

護理是份美麗的工作，在量血壓、打針、換藥之外，我們參與了好多喜怒哀愁，更有幸可以在這些時刻幫上一些忙：幫忙病人和家人搭橋、說出難以表達的情感，一同渡過病中的不確定感、討論合適、期待的照護模式，也為一直以來的努力與精彩乾杯，把握當下珍惜所愛。

謝謝病人們教會我們的事，也謝謝學姊可以把這些故事記錄下來，讓我們可以更知道自己的重要，讓所有翻到書的有緣人能提早思考什麼是自己最希望守護的。推薦給每位醫療從業人員、醫護相關科系的學生、關心疾病病程的病人及親友們，還有每一位認真生活的你！：）

——**汪慧玲**　安寧共同照護護理師

怡芳用細膩的心寫下陪伴病人生命幽谷中那一幕幕觸動人心的感動回憶。「離開」是因為曾經來過，在我心房角落有個地方專屬於你，你的故事是寫實的生命教材，教會我們懂得如何珍惜把握生命的當下，以及誠實的面對自己和生命。當生命即將離去，在最後的四道人生裡，能圓滿沒有遺憾是種福分。

——**林秀靜**　加護病房護理師

生活，對於末期病人而言是偉大的慈悲，但也是醫護人員最容易迷失的目標。當無意間被淹沒於病歷記載、實驗數據、診斷治療的泥淖時，這些文字帶我們找回清澈並溫暖的觀點，思考、批判、領略關於醫療、關於生命、關於人性的那些最重要的小事。

——**林家宏**　台大醫院內分泌科總醫師

那一年，當我們同在一起「用愛與勇氣包圍恐懼」，送給困在白色巨塔中迷路以及曾經失去摯愛的你，分享人生的一本好書。

——柯虹如　腫瘤個案管理師

在腫瘤病房裡，病人是我們的導師。他告訴我們疾病的進程，也分享給我們人生的故事。有豁達，有遺憾。有淚水，有笑容。當我們的心漸漸的疲累於生命的必然時，總還有人會提醒我們，當初的誓言，與逝去的美好。

——高祥豐　台大醫院腫瘤醫學部主治醫師

看著書中的故事，腦海裡浮現的是在腫瘤科病房的過往，怡芳（小花）以最真切的文字描述著一個個感人的真實故事，將癌症病人與家屬面對死亡的心路歷程如實呈現，當死亡來臨時，生命的意義為何？是一本饒富啟發的生命教育實錄，值得推薦！

——高綺吟　成功大學護理學系所助理教授

本書中專業又帶著幽默的描述，讓讀者得以一窺癌症病房中的真實場景，和許多真情流露的珍貴畫面。

怡芳以護理師的角度看生與死的一線之隔，醫學治療的意義與界限，並以溫柔而堅定的方式陪伴走在生命中最後一程的人。本書中每則短篇卻具有著深度的故事，引發讀者去思考人生的本質及如何面對死亡。

——**許韞恩** 藝術治療師

生命的盡頭，我們想留下什麼，或是想以什麼狀態被留下？常有人問我，當腫瘤科醫師，病人最後都離開了，工作起來不是很悲傷嗎？然而，可以在病人的生命緩緩走向旅途終站的過程裡，陪他們走過這辛苦的一段，有機會扮演別人生命中的重要他人，是很幸福的一件事情。

在這本書中，怡芳一如她在病房仔細照顧病人的態度，以其細膩冷靜的筆觸，勾勒出我們與病人一起奮鬥的日常。謝謝她記錄下這些故事，希望能給還在奮鬥的病人和家屬打氣，給我們總是一起努力著的醫護團隊一些默默的掌聲，也給已經離開的你們，和你們的家屬，一些擦乾眼淚，繼續前行的力量。

——**陳怡君** 台大醫院腫瘤醫學部 主治醫師

這是一本與死亡近距離接觸的書。作者用最具生命溫度的視角，帶領讀者直視了疾病的痛苦、死亡的恐懼、助人工作的有限與無限，以及生命本身的偉大與渺小；就如同水中倒映的日月星辰，樸實而真切，娓娓道來。我誠摯的邀請你，翻開此書，一同來感受生命那些最動人的精彩時刻。

——**陳易男** 社工師

怡芳（小花）用十年的護理人生，刻劃了腫瘤護理的真實日常，字裡行間透露的感動與後勁，無論是腫瘤病患、家屬、醫護團隊、抑或是護理新血，都值得您們細細品味。

——**張皓媛** 台灣大學護理學系所 助理教授

和怡芳是在球場上認識的，場上的她風趣充滿幹勁，後來有幸閱讀她的網誌，才發現看似大剌剌的她，在面對最赤裸真實的生命故事時，是這麼的溫柔。謝謝她細膩的筆觸，這絕對是一本很有溫度的好書！

——**黃維貞** 物理治療師

在無助迷途的病人身上，我們看見強而有力的白色光芒，這股力量雖然不能力挽狂瀾，但卻可以陪伴他們渡過艱難的一千零一夜，病房的溫暖和淚水，護理的堅持與執著，複習著怎樣都無法熟練的離開。

——**馮馨醇** 營養師

死亡或許是有形軀殼的終點，但無形中，其實帶給了在世者不一樣的能量。《存在的離開》讓人又哭、又笑、又感慨，也讓我們學習到一些人生課題——癌症，並非句點。

——**歐怡秋** 陽明大學附設醫院護理長

「願心繫之人，永生幸福」癌末病患嘉嘉的心願。我們透過怡芳真摯的書寫，彷彿能隨著嘉嘉的目光，看見天燈冉冉升起，乘載著生命中無數的歡喜與悲傷。

怡芳自謙，在書中總說病人們教會醫療人員太多的事，但她字裡行間的溫暖力量，何嘗不是讓在醫院外的讀者們，也真切地感受到生與死之間的深刻哲理。當代醫療制度的困境，使得許多難關更加不易；而我們何其有幸，能有這樣的一本醫療書寫，帶來一些溫柔與堅毅。

——**鄭芳婷** 台灣大學台灣文學研究所助理教授

翻開這本書就被深深的吸引著，內心沉浸在愛的旅程……人從出生便決定了死亡，因此生老病死彷彿像四季那樣的自然，然而我們恐懼死亡的來臨，真正讓我們恐懼死亡的原因——是我們還沒完成愛的功課嗎？在面臨死亡的過程中，病人牽掛的是自己所愛的人，在天燈，寫下「願心繫之人，永生幸福」。

護理師幫助病人和家屬在面臨有限的時間中傳達她（他）們彼此的關愛和疼惜。對沒有家人或朋友陪伴的病人，護理師從盡心的照顧中希望「讓病人覺得自己是個重要的人」，讓病人感受到存在的價值以及被愛的感受。從這本書的故事學習死亡是我們生命的老師，幫助我們學習取捨。

生命的最後時刻，護理師扮演者愛的天使，幫助病人和家屬完成愛的功課，療癒他們面對死亡恐懼的慌亂，以及牽著他們的手完成還來不及說的愛。在腫瘤科這麼忙碌的工作中，護理師還盡心扮演療癒者的角色，完成愛的善終，最想說的是「謝謝妳們」。

——**蕭妃秀** 台灣大學護理學系所教授暨台大醫院護理部副主任

罹患腫瘤，尤其是轉移或侵襲性的腫瘤，都是令病人與家屬極度痛苦的，在這本書中，由一位朝夕與腫瘤病人相處的護理師，娓娓陳述她在平日照護及參與每個病人的生命過程中，觀察及感受到病人的痛苦、勇敢、快樂及分離，在其平實的文字中，關懷病人的心，支持病人的一言一行，溢於文字間，讓每個生命故事歷歷在目，也讓我們深深佩服每位病人，及這群腫瘤醫護人員的努力，燃起病人對生命的希望及力量，即便是痛苦的治療過程，甚或是生命末期的掙扎。

這本書是一本難得的好書，相信病人及家屬可以感受到作者與一群醫護人員對於腫瘤病人照護的熱誠與細心，更是照顧腫瘤病人的醫護人員值得一讀的好書。

——**賴裕和**　台大護理學系所教授

第一夜，我的故事開場白

在你開始進入「一千零一夜」之前，我得先跟你坦白一件事，當作這整個「存在的離開」開場白。

護理在我從小到大的記憶中，從來就沒出現在「我的志願」的作文裡。

期待變成令人敬佩的大人

那個還有大學聯考的年代，我們填著志願卡，從第一志願排序到最後一個，沒放榜前，根本不知道自己會進入哪個領域。

我的第一志願其實是獸醫，因為高中時認識一位台大獸醫師，認真的工作態度深深撼動我幼小的心靈，他不會因為自己處理的是動物就態度輕浮，反之，很能站在飼主的立場，理解台上的這個生物其實是飼主的重要家人。

我以為自己只要當了獸醫，就能變成這樣令人敬佩的大人。

但放榜後的分數少考了一些，終究沒能如願進入台大獸醫的世界，而是落入台大護理的懷抱。老實說，那時對自己感到異常的失望，以為再也無法讓自己與家人驕傲。

護理系四年的求學過程中，被教導「同理心」和「視病猶親」各種燃燒自己、照亮別人的蠟燭人生。對我來說，相較起慈善事業，能好找工作賺錢比較吸引我。就讀一所知名大學的好處是，在校內看到各式各樣厲害的角色，都因此跟自己有著微薄的關聯，但眼睛也越長越高，高到看不見自己的腳趾頭在哪，迷失在「好大學」的光環底下，甚至不屑一顧臨床護理工作，認為自己懷抱著雄心壯志一定能闖出一番名堂。

實習過程，唯一的一次覺得自己有幫上忙，是在精神科實習時，照顧一位罹患憂鬱症的阿姨。我忘記那天到底是說了什麼笑話，她微微抽動嘴角發出：「呵呵，我很久沒有笑了。」那時候更覺得自己不應該走護理，比較有天份進演藝圈當名諧星吧！但在我的心中，永遠忘不了她那種似笑非笑的表情，也是第一次知道，原來笑對某些人來說，竟然是如此遙遠。

從欣賞他人，到被人欣賞

甘願進入臨床工作，也是為了逃離另一個火坑。

在擔任胡文郁老師研究助理的歲月裡，看見那些站在台上威風授課的老師，其實在辦公室裡也是被信件、研究與演講邀約轟炸，自己的時間根本少得可憐。身為助理的我，每天為了照顧老師也是費盡心力，努力追著她跑，發現自己並不愛這種與紙本為伍的工作環境，覺得臨床再糟也不會比現在更慘。

然而，踏入臨床後才發現「好大學」的光環頓時黯然無光，我們什麼都不是，也什麼都不會，只會給學姊添麻煩。做治療時，默默聽著學姊在跟病人或家屬談話，好溫暖又堅定，暗暗想著：「如果我是病人，也要給學姊照顧。」就是這樣簡單的想法，讓我偷偷在欣賞的學姊身邊，偷偷學習、偷偷練習那些溫暖堅定的話語。

不知不覺，路已經走得那麼遠了，我也默默變成別人欣賞、模仿的對象，寫下來的文字也已經累積那麼多了。

有人問我：「從什麼時候開始寫文章，記錄這些事？」我想是從當自己每天忙忙碌碌的下班後，又覺得心情鬱積無法消化，才開始拿筆寫下這些故事，猜想著他們為什麼會有這些行為反應？為什麼願意這樣辛苦過活？在他們面前的自己，是不是有認真的把工作做好，自己如果是他們，我會怎麼做？

老實文章，寫出護理日常

一切的一切，在我一筆一劃寫出來的同時，好像什麼被宣洩了，有時候邊寫邊哭，哭完繼續寫。停筆時，心情好像就被裝載在文章內，當某天又想起時，再拿出來閱讀，那樣的畫面立即湧上心頭，讓我想起與他們之間的連結。

真的不是我的文筆太好，是他們的故事太動人，讓我不想遺忘，像是參加一場難忘的盛會，結束後，希望往後能透過照片回憶當下，但醫院並不允許拍照及錄影，文字的紀錄似乎是種可行的記憶方式。

看過一本佐野洋子《無用的日子》，書中描述自己罹癌後的人生，本來以為裡面會有許多對於癌症的相關描述，意外的是，比較多是陳述生活與日常，癌症只是她的日常生活之一而已。

她說：「老實文章就是，心裡如是想、口就如何說，表裡如一，至難。」我期許自己也能寫出老實文章，也能表裡如一，忠實地陳述我的內心想法與感受。但真要落實還蠻困難的，很多時候我們安慰自己說著善意的謊言，欺騙了他人以及自己，久而久之卻忘記了真實。

死亡的逼近，就是提醒著我們，是不是這一生有問心無愧地活過？是不是到死亡之前，都還要繼續騙自己？很慶幸我們不須到死之將至再來思考，我們可以有更多的時間來檢視自身……

脆弱或勇敢，生命如時序皆美

覺得無比幸運，一踏入臨床，就遇到許多值得尊敬的前輩，一路上也有好夥伴們一起努力著，在這條護理的路上，我並不是只有自己而已。

我想把這本書獻給每個在自己崗位上默默付出的你們。

工作之後，對於許多事情都容易懷抱著感激的心，因為知道上班有許多不足為外人道之心酸，但又不能因自己心裡的苦去影響到工作表現，因為你知道，自己的工作可能會對別人有著重要的影響，不能草率處理。

時時刻刻提醒自己，面對的是別人生病的人生，是人在最脆弱時的時刻，我的一舉一動可能都會帶給他不同的感受。護理工作帶給我最受用的一件事，就是人生觀的改變，在臨床上看見許多的來不及，讓我致力於奉行「及時行樂、及時說愛，說感謝」的原則。

最後，在寫書之際得知孫叔叔（孫越）過世的消息，小時候很喜歡聽「孫叔叔說故事」，用他獨特的嗓音，不刻意製造抑揚頓挫，但投入的故事描述就足以讓人聚精會神地聆聽。

引用他的名言——「生命如時序，四季皆可展其美」作為本序的結尾，也向永遠的孫叔叔致敬。

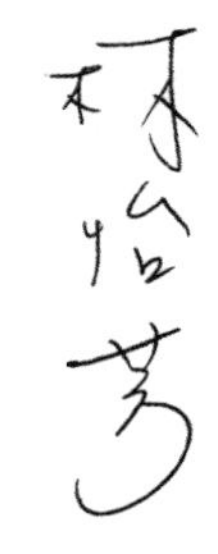

為顧及病人隱私，書中的病人及家屬皆為化名，但故事情節皆為真實事件。

PART 1

病房內，爲別人挺身而進——

那些陪我長大的病人們

在死亡面前，我們依然卑微，病人教會我們的，遠比我們幫他們的還要多！

01

閉上眼，許個願

「嘉嘉雖然讀文化大學，卻連陽明山的花鐘都沒見過，怎麼知道……」

我們都忘不了第一次看天燈冉冉升起的感動，希望她也有這樣的體驗，簡單的相信心誠則靈，然後許個願。

「喂，妳明天要幹嘛？」小柯剛下班，但聽起來卻朝氣十足，一場冒險就從這麼平淡的問句開始。

早上剛下夜班的我，腦袋根本都還無法思考，連眼睛都快要睜不開，在下午五點接到電話的反應只剩下「嗯——」不對，好像有答應要陪媽媽去哪，瞬間從床上彈坐起來，「等等，我想想，明天已經有跟人家約好了耶！妳要幹嘛？」

「沒有啦！我只是想帶嘉嘉出去走走！」小柯聲音聽起來相當篤定，我想她心意已決，無論如何她都是會想辦法帶她出去的。「沒關係啦！那就算了，我再來問問別人。」小柯落寞的掛上電話。

困守病房，來不及看看世界

孫嘉嘉是腫瘤病房裡的「老病人」，雖然今年才二十三歲，但癌症還是在她身上留下了些痕跡，這次住院後看起來真的是骨瘦如材，凹陷的雙頰凸顯她的大眼睛多麼不合比例。剛大學畢業的她，以為人生才正要精彩的展開，卻因為疾病，讓她來不及多看外面的世界一眼，就先到醫院領了號碼牌。

孫媽媽說：「嘉嘉雖然讀文化大學，但卻連陽明山的花鐘都沒見過，總是安慰我說，沒關係，反正畢業後還有很多時間可以到處玩，怎麼知道……」媽媽的言語間充滿著自責與不捨。孫媽媽是小兒麻痺患者，住院時幾乎是媽媽在旁邊陪伴，但基於行動不便，多半的時間還是嘉嘉在照顧媽媽。

回想剛上大學的自己，有如一匹脫韁野馬，到處玩耍，相形之下真是感到汗顏。

「醫師說嘉嘉沒有什麼藥可以打了，只能先電療看看效果如何，她還這麼年輕。」媽媽說完，總是忍不住掩面哭泣。

掛上電話，突然想起上次和孫媽媽對話的場景，腦袋閃過的是，這樣一對母女相依為命十幾年的畫面，忍不住又拿起電話打給小柯。

「喂，小柯喔，我想到了，我們可以帶她去放天燈，明天平溪有活動耶！」

「你剛剛不是說有事？」小柯一副質疑我剛剛幹嘛不直接答應她的口氣。

「不是啊！我是突然想到，如果可以帶她們出去走走，她一定很開心，她媽媽說嘉嘉連陽明山的花鐘都沒看過耶，是不是很誇張，她唸文化那麼近耶！」我還是延續著驚訝，無法想像半工半讀的她是多麼想要負擔家計，完全捨棄自己想玩的念頭。

「好啦，妳能去的話就更好啦！平溪，我也有想過，可是要怎麼去，我還想帶孫媽媽一起去……」小柯開始滔滔不絕地把腦袋瓜裡所有的沙盤推演都說給我聽，兩個人越講越開心，好像已經去了一趟回來。

「好！就決定這麼做了。」小柯堅定的下了簡短有力的結論。

天燈之路，讓人感動到哭

接下來又討論了一些細節，往返打了幾次電話，我們確信的是，嘉嘉一定從來沒放過天燈。我們都忘不了第一次看天燈冉冉升起的感動，希望她也有這樣的體驗，簡單的相信心誠則靈，然後閉上眼，許個願。

但是帶癌末病人出去，在本病房算是創舉，先找總醫師試試水溫。小武醫師果然覺得風險太大，但也給了不錯的建議，要我們先找主辦單位協助，再來就是問問主治醫師的意見，沒想到他舉雙手贊成我們的行動。所以其實還是非常有機會可以執行的，如果先好好的評估，然後把風險降到最低，可以的。不過最重要的是嘉嘉自己的意見，她是不是真的想去？是不是有體力可以負荷幾個小時的外出？

踏進了病房，小柯先簡單的問問她：「最近還好嗎？」寒暄了一下，大概知道以目前身體狀況來說，坐車出遊應該還可以承受，再進一步要評估的，就是意願了。

「每天都在這邊很無聊呢，明天帶妳出去玩好不好？」小柯歪著頭看著嘉嘉盡可能輕鬆的說著，不希望她感到一絲絲的勉強或為難。

嘉嘉客氣的搖搖頭說：「不用了啦！這樣妳們很麻煩耶，而且現在都沒有什麼心思想這些，能跟媽媽在一起就很開心了。」完全如我們所料，怕添麻煩的她一定不會答應。

小柯按照我們事先想好的台詞，換個方式問：「那我們載妳回家，然後去吃吃東西就好，好不好嘛！」

想不到，嘉嘉突然哭了，這個反應昨天沒有演練到，只能即興發揮。

「好啦，妳若是不想去，我們不會勉強你，妳不要哭啦，被打槍的人是我們耶！我們才想哭哩！」我委屈的說著。

「我不是這個意思，只是覺得很感動妳們對我這麼好。」嘉嘉抽抽噎噎的說著。

我想，這個回答，就是答應的意思吧！

只要有心，老天爺都來幫忙

回到護理站之後，剛好接到小武醫師來電，詢問了進度如何，還表示願意擔任隨行醫師兼司機大哥。萬事備妥只欠東風，打了電話跟老爸，借了剛買不久的休旅車，雖然擔心剛拿駕照的我，可能會不小心刮花他的愛車，但想著是一件有意義的事，也就一口氣答應把車子開到醫院，再自己搭捷運回家，減少我駕駛車子的時間。

就當大家擊掌慶祝一切即將成行，歡欣鼓舞之際，上了官網，竟意外發現明天進行交通管制，下午四點後所有車輛將無法進入。看到這個消息，可說是晴天霹靂都不為過，居然忘記可能會有交管的問題。

打了電話給小柯，通知她這個壞消息，而且下週其實還有一場放天燈的活動，如果提早跟主辦單位聯繫，應該可以有更完善的安排，況且已經晚上七點鐘，又是假日，到底要上哪找主辦單位？

小柯沉默了一下，對我說：「誰知道她下週情況會有現在穩定嗎？」

這句話猶如當頭棒喝，我們知道癌末病人過著「今朝有酒今朝醉」的人生哲學，還有多少日子？真的沒人知曉，因此決定再試試看。

「明天有這麼大的活動，縣政府可能還有人在加班，要不要打電話去試試看？」我懷抱著一絲希望，說服小柯以及自己。

賭著一線曙光，小柯致電台北縣政府觀光局，沒想到電話真的接通了，激動的向接電話的人表明來意，簡單說明了我們情況和目的，懇求他們可以提供相關協助，例如通行證之類的。電話那頭只告訴我們，目前無法確定是不是能幫忙，要等確定後，再電話回覆我們。

不安的掛上電話，又開始腦力激盪起來，如果縣政府無法幫忙，那麼下一步呢？

幾分鐘後電話終於響了，帶來好消息，說明她們可以幫忙，並留下聯絡窗口廖小姐的電話，以便明天可以保持聯繫，聽到這樣的善意，真是非常振奮人心，我們就像是隔天要遠足的心情，前一天晚上興奮到睡不著的小學生，期待著時間怎麼不走快一點。

通關前進，無畏艱難

• 2月28日天氣晴

依照約定的時間，大家準時出現，手腕繫上同事替大家求來的平安繩，祈求保佑這趟旅行平安順利，孫媽媽笑得燦爛，今天終於可以帶著女兒一起去郊遊。

開了半個小時，果然遇上了第一道交管。和警察先生說明來意，並解釋為何沒有通行證，他看了看車內，毫不猶豫地移開了三角錐，讓我們過去。

又開了十幾分鐘，遇上第二道交管。重複上述動作，也是放行。

過了不知道多久，開到了姑娘廟前的第三道交管。

這次就沒有那麼幸運了，警察先生不斷強調「認證不認人」的原則，硬是把我們擋了下來，這次無論解釋再多，或是要他看看病人戴著氧氣坐在車內，他都無動於衷。打電話聯絡縣政府觀光局負責人，但這位警察先生就是不願意接聽，當然也不願意放行。

足足被擋在那裡一個小時，眼看時間越來越接近活動開始。

快要耐不住性子的我，上前去跟警察先生講道理，再次重申為何沒有通行證的原因，並拜託他告訴我需要怎麼做，才肯放行。這次他鬆口了，要我們跟平溪派出所聯絡。只好撥了通電話到派出所，一樣重述我們是誰、為什麼來到這裡、需要什麼協助，沒想到警察單位並不想插手這類閒事，小柯接過電話，語帶哽咽地說了一句：「拜託，你可以幫幫我們嗎？」才讓這位派出所員警願意跟交管執勤的警員講上幾句話，他聽完電話，心不甘情不願的移開三角錐，讓我們繼續啟程。

雖然大家都對於剛剛的耽擱感到氣憤，但至少讓我們離目的地更近了一些，也算感到欣慰。

抵達了平溪，果真是人滿為患。還以為這裡就是活動地點，還好廖小姐及時致電追蹤進度，請我們繼續把車子往裡面開到十分，貼心地預留了車位。

正在竊喜之餘，怎知此時又出現一位面露凶光的警察，揮了揮手上的指揮棒，要我們把車子先停到一邊去，示意「不能再往前進」。小柯下了車，又開始了不知道第幾次的解釋，仍然無法說服對方放行。後來小柯轉問他說：「如果我們從這裡推輪椅過去，需要多久的時間？」

或許是覺得小柯很煩，又或是真的相信我們載有病人，他走向前來看了看車內，剛好嘉嘉正注視著車窗外所發生的一切，和警察大哥對到了眼，可能嘉嘉看起來太像癌末病人了，警察隨即揮了揮手，要我們繼續往前開。

朝天空中天燈的方向直直開去，果然就找到了十分，停好車之後，我們讓嘉嘉和孫媽媽都坐上了輪椅，正式開始我們本日的郊遊。

此時已經接近晚上六點鐘，大家也都餓了。

願心繫之人，永生幸福

我從來沒有在醫院以外的地方推過輪椅，從來不知道無障礙空間的重要，以為階梯旁邊就會有無障礙坡道，本是如此正常的一件事。

然而現實是，觀光景點並沒有這麼「正常」，既沒有無障礙坡道，也不會有電梯。

我們輪流推著輪椅，前面還必須有一個開路先鋒，以防輪椅撞到別人。老街上人們擠到爆炸，但既然來了，還是希望能讓他們看一看攤販、店家，繼續緩慢推著輪椅勇往直前。一邊走、一邊吃、一邊看，就是逛老街該有的步調。

當我推著輪椅時，才發現原來大家的腳步都是那麼的快，有種錯身時空的感覺，根本無暇欣賞風景，因為目光只聚焦在輪椅上那個人是否安全，輪椅會不會不小心壓傷了別人的腳。

等到大家吃完晚餐後，小柯開始替嘉嘉進行疼痛評估，然後發藥並親侍服藥，就算在外面，藥還是得照時吃，以免藥效過了，疼痛又找上門。

一抬頭，就可以看到天燈點點堆滿天，這樣的景色，只在此時此刻才能短暫擁有，小柯買了一個紀念品送給嘉嘉，是一個天使翅膀形狀的手工皂，希望往後的她能夠聞著味道，記憶起滿分十分的今天。

本來希望能夠擠到廣場和大家一起放天燈，但真的再也無法前進半步，決定找個空曠的地方，開始放起我們的天燈。大家依序地寫上自己的心願，嘉嘉拿起筆，仔仔細細地寫著：「願心繫之人，永生幸福」，可以看出她牽掛的不是自己，而是身邊重要的人，連心願都留下來為他們祈福。

我真的不知道要許什麼願望，或許已經擁有的太多，最後只寫下——「平安健康」。在放天燈這樣的活動裡，我們虔誠地寫下願望，似乎想透過天燈穿過雲端，傳遞訊息給祂，帶給人們一絲希望和夢想，而非全然絕望。

當天燈冉冉升起，誠心許下的願望，希望都能實現。

拿出預先買好的七彩仙女棒，想為今天畫下一個絢爛的句點，色彩繽紛絢麗、短暫，卻令人印象深刻的仙女棒，若是不小心還會燙到手，不正像極了無法預料的人生嗎？

最後，大家都平安回家，這趟不好玩卻十分開心的旅程，完成了一件不可能的任務，我替自己感到驕傲。

等我躺到床上已是凌晨時分，身體很累，但心裡滿滿的感動，持續地飄遠又飄近。

02 搶救沒有終點線的耐力賽

本來應該是個輕鬆的四小時班，沒有主要負責照顧的段落，只需要接一床新病人入院，簡單的打雜，準時的打卡下班才對，怎麼會才剛踏進病房，就聽到有病人突然沒有了呼吸、心跳的呼救……

每當清明節的來臨，腦袋瓜裡不時的會冒出一小段唐詩——「清明時節雨紛紛，腫瘤病人欲斷魂，借問太平間何處去……」，第四句就留給大家自由發揮。

本來應該是個輕鬆的四小時班，沒有主要負責照顧的段落，只需要接一床新病人入院，做著簡單的打雜，準時的打卡下班才對，怎麼會才剛踏進病房，就聽到有病人突然沒了呼吸、心跳的呼救。

急救畫面，與死神搶快

快步衝過去支援，映入眼簾的是披頭散髮的阿姨，嘴巴依著心臟按壓的頻率，吐出一口一口暗紅色的血黏液，站在旁邊眉頭深鎖的是，號稱腫瘤科師奶殺手的小徐醫師。其實在剛才上班的途中，正巧看見他邊講電話、邊過馬路，陽光灑在他帥氣的臉龐上，搭配著笑容，看起來心情相當愉悅，對比現在站在這裡的他，簡直判若兩人。

目光很快地又掃回到病人身上，就是標準的急救畫面。小倩醫師顧不得腳上的高跟鞋與套裝，第一時間就跳上病床，跪於病人身側，雙臂打直、雙手交疊、垂直按壓，壓胸的速度就跟教學影片一樣，一分鐘一百下。如果很難想像一分鐘一百下有多快，進行簡單的數學計算後，大致上差不多就是一秒內要壓胸兩下的頻率，而每次的按壓時，口中會跟著大口呼氣，就像衝刺完百米後，令人喘到不行，但這場競賽沒有終點線，比較像是一場耐力賽。當腎上腺素消耗殆盡時，隊友就必須無縫接軌的遞補上來。

聽說，病人是突然叫不醒的，然後就沒有了呼吸與心跳，就跟電視上鄉土劇演得差不多，人就是先昏過去，然後再怎麼大力搖晃，也都無法讓他張開眼睛。雖然已經演變到CPR的局面，但病人的生命徵象都沒有任何好轉的跡象，我擠進急救人群中，努力騰出個空間，好讓自己站在抽痰的位置，隨時都有進行插管的準備。

全體總動員，ACLS 接力賽

阿姨的口鼻不停滲出鮮血，擔心分泌物阻塞了呼吸道，我將抽痰管小心翼翼的放入鼻腔，抽出來不意外也是大量鮮血，心裡開始臆測，應該是腫瘤出血導致的缺血性休克。

負責聯繫的同仁帶來口信，卻是家屬在電話中泣不成聲仍無法決定，急救中的雙手更不能停下來，因為他們正在趕來的路上。三分鐘一支強心針、三到五秒擠一下甦醒球、胸腔按壓的速度仍然必須維持恆定。

但本月的住院醫師清一色全是女孩兒，真的感覺到她們壓得非常辛苦，也顧不得自己搞得一頭亂髮，汗水沿著臉頰一滴滴接續著滲進了病人的衣服，三位住院醫師一個人按壓三分鐘已經是極限，輪完一輪也只有十分鐘。

手上的錶默默來到了急救後的十五分鐘，我想她是醒不過來了，但醫生們都已經疲累不堪，想說平常號稱是護理界運動健兒的我，應該有過人的體能，自告奮勇跳到床上幫忙壓個幾分鐘，腦海裡取代唐詩的迴盪，變成ACLS的口訣：「用力壓、快快壓、不要停」，根本無法思考到底已經壓了多久，雙手乳酸堆積的酸麻感，佔據了所有感官，不停地跟自己信心喊話——再撐一下就好了。

此時，聽到下一個人大聲喊：「換我來！」居然是這麼的感動，從急救床上下來，接替打針的角色時，雙手竟然不爭氣抖抖抖，還要小心抽藥時不要扎傷了自己。

突然有人邊叫著阿姨的名字，邊從病房門口衝了進來，口中喊著：「阿芬我來了，拜託你們不要給她插管！」這位男子就是阿姨的先生。

他顧不得手中剛去買的水果，任由它們散落各地。擠進人群的他，牽起了阿芬的手，堅定但哽咽的再重申一次：「她之前就有交代過我，千萬不要給她插管，醫生，我拜託你們不要給她插管，不然她會怨我。但你們還是要救她，我給你們拜託。」

本來打算要停下來的手，又因為一句「你們還是要救她」繼續上下起伏，又這麼馬不停蹄的過了十幾分鐘，但心跳並沒有因此恢復應有的弧度，仍然是直直一條線，時間終究是來到了三十分鐘的停損點。

突然的離開，很難的決定

總醫師總算是開口了：「大家辛苦了，我想我們應該要讓她走了。」轉身過去面對先生說：「真的很抱歉，要告訴你這樣的消息，我們盡力了，但她還是走了。」拍了拍先生的肩膀，醫生群慢慢地撤出病房，剩下負責善後的我們。

先生沒有哭，只是維持很震驚的表情，然後不停地叫喚病人的名字，希望她可以睜開眼睛，告訴他到底發生什麼事了。

我們不敢關掉氧氣和生理監視器，因為他看起來還不能接受病人死亡的事實，接著他開始學醫生幫病人壓胸，再看看阿姨有沒有呼吸，就這樣反覆的做了幾回。他突然轉過頭看著我，希望我可以試著幫阿姨抽抽痰，看會不會好一點，我沒有拒絕他，確實再從口鼻抽了些血水出來。其實我之前並沒照顧過這位阿姨，也沒接觸過她們的家屬，不知道該從哪個點來勸他停止這些舉動，思考了一下，還是忍不住開了口，想說還是說些什麼好了。

「阿姨之前有跟你說過不插管？」我邊抽痰，邊淡淡的說出剛剛他自己說過的話。

「對啊！她說生這麼嚴重的病，插管也沒有幫助，還要被關進加護病房隔離，到頭來還不是一樣。」他若有所思地回想，阿姨當初與他的對話。

「嗯！所以你其實很了解這些事情，也知道她不想這麼痛苦。」我停下手上的動作，把抽痰管收了起來。但他還是沒停下雙手，上下按壓著阿姨的胸口。

「我當然了解，因為我爸爸那時候也是被插管，是她陪著我，才有辦法面對那些事，很難，做決定很難。」

「那一定很辛苦。」我緩緩地接著說。他卻突然停了下來，似乎若有所思。

「其實阿姨應該已經沒有反應了，你看她的瞳孔都放大了，也都大小便失禁，剛剛抽出來的東西都是血，表示裡面也都是流血的狀態。」我指著病人的眼睛、褲子，還有抽痰袋裡滿滿的鮮血。

「我知道……」先生深吸一口氣後，從嘴邊吐出這三個字，然後把手伸向阿姨的臉，懺悔的哭著說：「對不起，我不是故意讓妳這麼辛苦的！」

「讓我們先幫她換掉這些再說，先讓她換上一套乾淨的衣服，你幫我連絡一下其他的家人好嗎？」

他點點頭，開始撥著電話，告訴親人阿姨離開的噩耗，透過電話傳遞彼此的哀傷與不捨。

當意外發生時，我們無法知道當下到底發生了什麼事，醫療人員跟家屬一樣沒有預先做好的心理準備，但我們卻不能顯得慌張無方，得明確的告訴家屬下一步我們該做什麼、能做什麼，還有什麼是我們想做，卻做不到的。

阿姨的突然離開，讓家屬毫無心理準備，而病房裡也來不及預先準備好可以換上的乾淨衣物。

正愁不知道是不是要先讓她穿上醫院的手術衣時，阿芬阿姨就讀國二的女兒說話了：「還是媽媽可以先穿我的外套！」她一邊擦著眼淚，一邊把身上的外套脫了下來遞給我，那是一件非常鮮艷的黃色運動服，換上之後，阿姨顯得非常有精神。

先生將阿芬阿姨一直戴在身上的天珠取下來，轉而套在自己的脖子上，彷彿阿姨的靈魂已經附在天珠裡，繼續陪著他渡過餘生。

這份愛，彷彿只要相信，就能常伴左右。

03

愛的文字獄

阿玉姨從氣切口噴出大量的鮮血，她顯得非常激動，一旁的手緊抓著小白紙與原字筆，像試著要寫些什麼，但上面除了混亂的線條之外，也染上了許多紅色點點……

不喜歡夜班，除了討厭日夜顛倒之外，還有一個原因，就是夜間的護理人力比較吃緊，如果再加上突發的急救事件，有時候光靠兩、三個護理師與一位值班醫師，還是無法應付過來。

所以夜裡我們不說大話，值班護長每次詢問：「病人都還好嗎？」我們總是笑而不答，深怕說了一句：「還好！」下一秒就打臉自己。

令人心驚的深夜響鈴

凌晨四點〇九之二（病房號碼）按了一聲護士鈴，夜間的鈴聲總是顯得特別急促，令人心驚。

「護理站，請問什麼事？」

「可以麻煩過來一下嗎？我媽媽她好像從氣切口流出血來了……」兒子冷靜清楚地描述了狀況。

在臨床待久了，很多關鍵字都會自覺式的連接起來，例如「流血」跟「手套」，根本就是反射般抓了手套，就快步衝往病室，看見阿玉姨從氣切口噴出大量的鮮血，她顯得非常激動，一旁的手緊抓著小白紙與原字筆，像試著要寫些什麼，但上面除了混亂的線條之外，也染上了許多紅色點點。

「阿姨，妳先躺下來，我幫妳把氣切裡的血塊抽出來，不然可能會塞住呼吸道！」看著她緊張發抖，我內心其實也顫抖不已，於是請兒子幫我再按一次護士鈴，我得請求協助。

「請求其它單位支援，還有打給值班醫師，然後幫我推生理監視器過來。」透過護士鈴，我和夜班夥伴快速地交換訊息。

血，並沒有因為我的出現而停止下來，像是打開的水龍頭，從任何一個有孔洞的地方噴出。

我只能將抽痰管置放在氣切管裡，盡可能地將血抽出，試圖維持一條通暢的呼吸道，並將氧氣開到最高濃度，希望透過狹窄、僅有的呼吸道，把氧氣送到阿玉姨的肺裡。

我看了站在旁邊狀似冷靜的兒子一眼，試圖希望他能感受到我的一絲無能為力，他看著媽媽從相當激動到慢慢失去意識，手中本來緊握的紙筆，也因此鬆脫，病人從清醒到昏迷，只需要短短的五分鐘不到，我於是在她耳邊喊著：「阿姨，要用力的呼吸啊！」提醒她盡其所能的力量撐到最後一秒。

面對風暴，盡力而為

「我知道遲早都會有這麼一天，妳只要用妳的專業，盡力而為就可以了。」在阿玉姨昏過去的那個瞬間，兒子突然鎮定地說了這樣一句話。

耳邊不斷重複出現「用妳的專業盡力而為」這句話，我試圖靜下心，再次將現場情境細細思考一遍。

目前肺癌末期病人發生腫瘤出血，從呼吸道噴出大量的鮮血，為減少吸入性肺炎的發生，必須先維持呼吸道，把氣切固定球打到飽滿。再來，需要考慮有沒有可能將血止住，還要盡快維持住血壓，避免出血性休克，請醫師開立血單後，速速提血回來灌注，就這樣不知道忙了多久，白班同事終於出現接手後續，讓我可以回去撰寫紀錄，整理交班事項，以及尚未平復的心情。

下班前，我刻意繞了過去看她一眼，阿玉姨的血止住了，卻接上了呼吸器來幫助她維持呼吸功能。七十八歲的身體，禁不起這麼一場風暴，於是多一台呼吸器，似乎也不太令人意外。

但好消息是阿玉姨醒了，她又可以提筆寫字，兒女們看到她的手在棉被上來回的拍了拍，一股找不著紙筆的心急，覺得熟悉又陌生的動作，令大家都忍不住喜極而泣。

拿到久違紙筆的她，寫下的第一句話，竟是——「大家辛苦了」，彷彿那陣混亂中，她看見了大家的辛苦，看見了大家的不捨與傷心，心疼我們這群人。

平常很喜歡用「文字」困住大家的阿玉姨，這次卻讓大家如此鼻酸。

這一切都是因為愛

想起剛認識她的那幾天，交班時就知道她喜歡跟大家當「筆友」，當她拿起手中的筆，到放下讓妳離開病室，至少都是十分鐘以上的時間，對於治療繁忙的腫瘤單位，這樣的時間真的是不可多得，但又擔心她感受到不被理解、不受傾聽，因此戲稱這樣的困境彷彿是一座「文字獄」。

「妳昨天排便幾次？」也許只是單純想問這件事。

「我昨天吃得很少！」卻只看到她振筆疾書的筆下，看似有回答卻又沒有答案。阿玉姨不喜歡直接回答問題，以便讓人再進行更深一層的追問。

「為什麼吃得很少？是因為化療讓妳食慾不振嗎？」我符合期待的追問。

「化療總是讓我感覺很不舒服，如果不是為了他們，我真的不想這樣下去……」停筆後，指著旁邊坐著的無辜兒女。

「是愛啊，不是嗎？大家都因為愛，所以在這裡一起想辦法渡過難關！」我假裝理解地信誓旦旦說著，然而以我的年紀與資歷，憑什麼臆測這些。

我們都知道她內心感到很不安，害怕自己如果病好了，兒女就不會這麼關心她，但她的家人其實很愛她，才會任她一次又一次以紙筆發號司令，再細細讀著紙上每一個發抖的文字，關心反問著：「媽，所以妳想要吃巷口的那攤麵線是嗎？那我下次幫妳帶來？」

醫護人員也難以逃離她的文字圈套，往往只是簡單的日常排便問題，也可以延伸到生死存活的議題，討論愛與不捨、親情與拉鋸，上一秒才想說再待個三分鐘後，一定要離開這裡，下一秒又因為開啟了心房，不得不繼續坐著大聊感受。

雖然這次的出血沒有真的帶走阿玉姨，大家都心裡有數，這不會只是第一次，當然也不是最後一次，但至少在爭取到的這幾天裡，兒女們知道阿玉姨對他們的心疼，阿玉姨也知道兒女的愛一直都在。

所以不怕到底會遇上什麼，就算是放手也不是因為不愛，反而是因為太愛了，所以捨不得這些受罪。

這一切的一切，其實都是因為愛。

04

小郭，好走！

住在醫院的日子不算短，時間來到了可能是最後一次的父親節，小郭卻等不到掛心的女兒前來幫他慶祝，節日過了，我的心裡隱隱約約感覺有些事情沒有過去……

堅持三個小時一定要灌食一次，身邊沒有任何照顧者，也無法自理日常生活，他是小郭，被遺棄在醫院裡的病床上。

氣切讓他只能透過筆談來表達需求，每天的生活就是早起看看報紙，還有三個小時提醒護理人員幫忙灌牛奶，只能靠我們的協助來維持他的日常。

江湖豪氣的衝突感

「好臭喔，怎麼會這麼臭，難怪都沒有人願意照顧他！」不時有些類似的抱怨與聲音在耳邊響起，有時候慶幸小郭患有重聽，不會聽見這些惱人的閒言閒語。

腫瘤飄散出來的臭味，讓鄰床的病友與家屬都避之唯恐不及。但我們都清楚知道，就算他不臭，身邊也沒有人會來照顧他。主治醫師說：「小郭之前是黑社會份子，與家庭關係不是那麼的和諧，一直以來都只有自己能照顧自己。」

他的身上除了腫瘤傷口的臭味之外，還多了一股江湖兄弟的豪氣，兩隻手臂上爬滿了龍與鳳，前胸則是殺氣騰騰的虎頭，張著血盆大口，對比起因腫瘤壓迫導致水腫嚴重的大頭，畫面真是顯得異常衝突。

腫腫的眼皮，讓他只能透過縫隙，窺探今天是誰負責幫忙灌牛奶，評估是否需要重申「三小時進食原則」，掛在臉上的鼻胃管，不時因為鼻涕而冒著滑出的風險，所幸虛弱的他無法下床，否則遇上鼻胃管滑脫，也是遲早的事。

世上最關心他的陌生人

慣性日夜顛倒的他，卻是大夜班的噩夢，一聲聲接起無聲卻倉促的護士鈴，在你沒過去看他之前，完全毫無頭緒，可能是抽痰、可能是痛、也可能只是睡不著，或是其他。

你得透過一次又一次的筆談，才能知道真正需要的是什麼。沒有家人的陪伴，我們儼然是世上最關心他的陌生人，小郭住在醫院的日子不算短，時間來到了可能是最後一次的父親節，卻遲遲等不到掛心的女兒前來幫他慶祝，節日過了，我的心裡隱隱約約感覺有些事情還沒有過去。

後來，只聽說小郭的太太曾在某天半夜出現，快速簽完「不急救同意書」後就離開了，連病房都沒有踏進去半步。

某天，在灌食的時候，小郭突然在他用釘書機訂得整齊的小紙本上寫著：「我不想給家裡的人造成負擔，我不要治療了。」然後放下紙筆，拿起衛生紙在眼角擦去了不知是分泌物還是淚水的東西。我們雖然關心他，畢竟還是局外人，對於是不是要治療或是轉為安寧療護，還是需要他自己決定。

不知道能怎麼安慰他，我拿起筆寫下：「你都想清楚了嗎？」他微微張開了泡泡眼，看了看我的回應，然後再閉上眼點點頭。接下來的醫療計劃，就是照會安寧療護專科協助進行共同照護，並開始了藝術治療、疼痛控制、心願達成等緩和醫療。

我們終究只是局外人？

醫護人員都希望循著所謂的「善終」目標努力，但身為第一線照顧者的我們，仍忘不了每次出血時，小郭那種無助的眼神，好像他不想就這樣放棄生命，但這樣活得再久也無法得到家人的原諒。

某次醫療決策會議中，家屬表示不希望病人在出血時，接受太積極的治療，只想讓他安靜並無痛苦的離開，會議結論是——「不給點滴、不輸血、可打鎮定劑」。

「我知道看著病人流血時，不做什麼確實很難，那麼就給他打一點鎮定劑吧！這樣看起來比較不會那麼痛苦。」安寧療護的醫師說。但我們終究沒這麼做，順其自然已經是最後的底線了，沒有抽血、沒有輸血，連小郭都可以感覺到我們的消極，終於拿起筆在小紙本上寫著：「妳們是不是放棄我了？為什麼都沒有打點滴？也都沒有再輸血了？」

當下的我，不知該如何告訴他，這是共識會議的結論，只能用一些看似同理又有點不著邊際的話安撫著，那時並沒有勇氣去探究病人對於自己生命的流逝，到底能不能接受？只能不停的告訴自己，這是對病人和家屬最好的結局，畢竟我們終究只是局外人。

放下懸念，一路好走

小郭終究沒有選擇用大出血的方式離開我們，在某天假日的午後，默默地讓心跳停止，看上去乾乾淨淨，只是面無血色，半闔上了他的泡泡眼。

劉醫師很細心地把小郭身上的洞口都縫上，猜想並說著：「應該沒有人喜歡帶著傷口離開吧！」雖然沒有家屬替他發聲，我們也盡可能地為他設想。

住院期間，有一位好兄弟偶爾會來探望小郭，前幾天遇到這位朋友，請他替小郭準備一套平常會穿的衣物，為的就是讓小郭在走的這天，可以穿上不是醫院的病人服，而是屬於個人風格的服裝從這裡出院。

於是，那天將他身體擦拭乾淨之後，換上絲質的白襯衫、黑色西裝褲，腳上套上的是有點泛黃的帆布鞋。

「你覺不覺得……看起來是不是有一點怪怪的……」和我一起進行屍體護理的護理師小曹，突然壓低氣息、略帶驚訝地說著，我們倆開始歪著頭打量小郭的全身上下，想試圖找出不和諧之處。

「我知道了，我們釦子扣太高了啦！這樣好像小學生喔！他平常應該不是這樣穿的。」於是，打開了襯衫最上方的兩個釦子，並把紮好的衣服拉出褲子外面，這樣的裝扮才真正適合他。

多虧了護理師莉婷，上次上班時幫他把鬍渣都刮乾淨了，現在的小郭看起來年輕許多。在死亡的這一刻，身邊少了家人溫暖的手心，真的感覺非常孤獨。小郭走了，儘管大家都知道他會走，卻還是替他感到有些難過，不僅是難過生命的驟逝，也難過他其實不想就這樣離開，還想跟孩子們說說話，還想聽到妻子的一句原諒，但終究是沒能等到……。

他也許知道，無論再怎麼努力，都不可能像電影那樣，來個盡釋前嫌的圓滿大結局，我們都不是當事者，無法評論誰的不是，無法替他乞求誰的原諒。只是感慨，在死亡面前，我們依然卑微，習慣了家屬哀戚的哭聲，離情依依的場景。

對於孤單的死去，好陌生，那是種什麼樣的心情，我不想過多揣測，能做的是幫他闔上雙眼，為他換上乾淨的衣服，希望他放下心中懸念。

一路好走。

05 不成人形的德哥

「妳不是第一個這樣問的人，我相信也不會是最後一個！」德哥自嘲打趣地說著，感覺得出來早有準備。「人家懷胎也要十個月，我只花了半年時間，很快吧！而且還生不出來喔！」和他不成比例的大肚子比起來，凹陷的臉龐實在顯得諷刺……

就算是初次見面，都很難不注意到他那隆起的肚子，明明滿臉鬍渣，卻挺著狀似臨盆的大肚，不禁好奇發生了什麼事？

「這樣花了多久的時間呢？」看了看病歷，也是臨床上罕見的診斷，我忍不住地問。

「妳不是第一個這樣問的人，我相信也不會是最後一個，還好我已經準備好官方說法──『人家懷胎也要十個月，我只花了半年時間，很快吧！而且還生不出來喔！』」他自嘲打趣地說著，感覺得出來早有準備。

從腹部流出紅色西瓜汁

如果只是像孕婦大腹般平整的表面，也就算了，更難堪的是，腫瘤還很搶戲的硬是探頭出來看看這個世界。其實德哥才三十歲，新婚不到一年就發現癌症，現在還被困在病床上動彈不得，不知道要叫他如何正向積極的思考人生意義與方向。

和他不成比例的大肚子比起來，凹陷的臉龐實在顯得諷刺，因為腫瘤與腸胃道相通，讓他吃什麼就漏什麼出來，上次還大口喝西瓜汁，著實嚇壞了大家，看到腹部上的紗布漸漸滲出紅色液體，學妹匆匆忙忙地跑回護理站，要我趕快過去看看德哥，要不是看到他手中的西瓜汁，真的就要啟動急救機制了。

此時的他，還一副天真無邪的說著：「不要大驚小怪的好不好，夏天就是要喝清涼的西瓜汁啊！妳們也辛苦了，要不要也來一杯壓壓驚，冰箱還有。」

當然，也不是每件事情，德哥都可以這樣輕鬆面對。

每次換藥或是翻身搬動時，都像是要他的命，無法垂直九十度的翻身，只能靠著太太站在對側，彎著腰，使盡吃奶的力氣扶著他，搬離床面約莫四十五度角，讓護理師得以幫後腰尿液引流管（PCN）換藥，當然護理師也是彎腰換藥，每次換完大家都是一聲「嘶——呼——」

歪腰換藥，每次都用盡全力

對於大家的「歪腰」，他也感到相當抱歉，總是在工作告一段落之後，就會滿臉愧疚地說：「對不起，我真的很痛，不是不想翻過去多一點，實在是痛到無法忍受。」或是在剛剛換完藥之後，為了安慰自己的辛苦配合，再度狂飲了探病親友帶來的手搖飲，然後肚子上的紗布又瞬間濕透，只好充滿內疚地按下護士鈴，小聲地說：「可以再幫我換一下傷口嗎？它又濕了⋯⋯」

「妳先生再活，也不會超過一年⋯⋯」醫生曾對德哥的太太這麼說。

於是，為了全心全意照顧他，德哥太太毅然決然辭去了工作，希望在來日不多的歲月裡，不要留下遺憾。

然而傷口並不是那麼安分，只是靜靜的待著，腫瘤一天一天的長大，化療藥換過一種又一種，找不到可以壓制它的處方，顯得越來越囂張，開始在腹部長出一條又一條的血管。血管爬滿了他的肚子，像是佈下了天羅地網，腹部兩側血管壁薄到開始噴出小湧泉，從現在開始，換藥需要再多一雙手，來按住隨時會冒出的噴泉，肚子上除了紗布、棉墊外，還得綁上彈性繃帶加壓，繞過後腰在肚臍上方綁上蝴蝶結，才算宣告完成。

「我好像一個禮物喔，有人要嗎？」他欣賞了自己一番。

「我不是都收下很久了！」太太一邊收拾床上散落一地的敷料，一邊淡淡的說著。

「還是妳最好了！」德哥伸出手拉著太太的衣角。

「好啊！在醫院也要被閃瞎，我要去護理站找我的墨鏡了。」我識相的離開那充滿粉紅泡泡的房間，留下他們相視而笑。

我不是護理師，他不是病人

隨著住院天數的增加，德哥的腹圍也跟著長大，躺在床上的他，現在連翻身都有困難，更不要說下床活動了。為了讓他躺臥時感到舒適，幫他鋪上了氣墊床，但過大的肚子，還是讓他覺得腰部有股下墜感，只好再想想辦法，向別的病房借來了脂肪墊，這下總算讓大爺覺得滿意。

「這個軟軟的好舒服喔！這樣腰就不會那麼酸了，妳都藏私，不早點拿出來給我用。」看來十分滿意脂肪墊的減壓效果。

「才不是呢！這是跟別的單位借來給你用的，我們這裡沒有這種東西，氣墊床已經是我們的高級配備了。」我急忙的解釋。

一直都覺得，病人適度的提出需求，其實是一種信任的表現，他相信妳會想辦法幫他解決不適，就算最後真的無計可施，他也可以在妳努力的過程中，感受到有人是真的關心他，願意試著減輕他的苦痛，無論是生理或心理。

說不上來，到底喜歡臨床什麼？有時候工作不免疲累，有時候也會對於護理的工作環境感到失望，但期許自己盡力做到最好，不是因為我不喜歡偷懶，而是面對的是生命、別人的人生、別人所心愛的人，在他有限的生命裡，雖然發生了很不好的事，而我可以讓他知道，大家都盡力而為，就算是在生命的最後幾天，依然積極地照顧到最後一刻，維持他的舒適，維護他的尊嚴，就算身體上早已不成人形，還是希望讓他覺得自己是個重要的人。

那天的我，並不是他主責的護理師，卻刻意接了他的護士鈴，想說去看看德哥最近如何，陪他說說話。

「你怎麼了啊！好久不見呢！」比較像是在跟老朋友寒暄的口氣。

「妳來的正好，幫我看一下肚子是不是又濕了？我這個角度看不到，但摸起來有點濕濕的……」他知道是熟面孔，不用多說什麼，我就可以隨時進入狀況。

「你說這裡嗎？沒有濕濕的啦！怎樣了嗎？你剛偷喝飲料怕漏出來是不是？」我瞄了一眼桌上的珍珠奶茶。

「這樣也能被妳發現，我才喝一小口而已，因為是珍奶，我怕漏出來太甜，螞蟻會跑來把我搬走。」他看起來真的很擔心。

「沒濕就好，你放很多天喔！都沒有看到妳，去哪玩啊？」他睜大了眼睛，等著我跟他分享精彩旅程。

我跟他說去了一趟九份，吃了間好吃的餐廳，就像是跟朋友一樣聊著假日生活，他也和我分享最喜歡九份的芋圓。

在那一刻，我不是護理師，他也不是病人。

06

菊姨，生日快樂！

這裡沒有人不知道菊姨，她就像是我們的某一個姑媽，熱情又親切。
她的興趣是餵食護理師，只要看到配膳室桌上堆高高的食物，就知道「呵呵，菊姨又來住院了！」

菊姨是我們單位的忠實顧客，她總是可以從進病房大門開始，就一路與大家打招呼寒暄，最後才到護理站報到。

這裡沒有人不知道菊姨，她就像是我們的某一個姑媽，熱情又親切，所以我們不會稱呼她是十三之一或是十七之一，都會說：「菊姨，妳這次住哪一間？」或許她也喜歡在這裡的特殊身分，常常聽見負責管控病房的總醫師，抱怨著說：「這個阿姨很奇怪，每次都指定要住在妳們病房！」

滿滿伴手禮，餵食護理師

一一跟護理師們打過招呼後，終於來到護理站前，她首先拿出的不是健保卡，而是這次行李箱裡裝滿的伴手禮，有時候是一盒盒肉紙、肉乾，有時又是哪間名店的包子。因為她的興趣是餵食護理師，只要看到配膳室桌上堆高高的食物，就知道「呵呵，菊姨又來住院了！」但在醫院收禮實在是一門藝術，院方規定在特定金額以上的禮品不得收取，菊姨總是遊走在尺度的邊緣，而且每次都讓她大包小包提來醫院，也是非常不好意思，但如果婉拒她的食物時，就會看見原本堆滿笑容的臉立刻垮下來。

「自己上次吃到這個食物，就想到妳們，期待這一天與妳們分享這樣的美食，拜託一定要收下！」見她眉頭深鎖的說著，還順便保證下次不會再送了，但每次都還是當第一次送。我們知道收下的其實不是禮物，而是一種與朋友間的分享，以及菊姨對我們的愛，總是把我們當孫女一樣疼惜。

腫瘤出血，生日驚魂記

「護理站您好，請問什麼事？」是菊姨房間內的護士鈴響了。

「@#$%^&*……」完全聽不出來在說什麼，只聽見好像有人嘴巴含著水，試圖要說話的聲音。

下一秒，就看見菊姨的兒子衝來護理站說：「她吐血了！」反射性地抓了手套就跑過去，拉開圍簾，看到菊姨口裡全是鮮血，但她又怕我們擔心，還一邊要跟我們解釋，剛剛其實只是咳了幾下而已，不知道怎麼會這樣。

我先試著安撫她緊張的情緒，一邊想理出頭緒——她到底發生了什麼事？菊姨是一位肺癌病人，由於腫瘤的位置十分靠近主支氣管，現在吐出的血量完全不是血痰的等級，已是腫瘤出血的狀態。

不過令人擔心的是，在出血時又要呼吸，可能不小心將血嗆入肺裡，於是要求阿姨先把頭往前傾，讓血可以直接流出來，阿姨聽從著我的口號，有節奏的搭配換氣和吐血，還好血最後是止住了，我們跟家屬都鬆了一口氣。

等大家收拾完驚魂，回到護理站後，菊姨的兒女突然拿了一個蛋糕過來，說著：「今天其實是阿姨的生日！」家人們本來偷偷約好聚集在醫院，要幫她慶生，卻沒想到會發生這樣的事件，本來阿姨也想等到過完生日才要住院，但又擔心如果晚了一天，是不是就沒有我們單位的病床，才會趕著進來。

蛋糕就這樣還是進了護理站的冰箱，以及醫護人員的胃。值得慶幸的是，菊姨的狀況已穩定了下來，過幾天後順利出院，家人還是幫她補過了生日，對於癌症病人及家屬來說，每一次的生日都當最後一次過，每一句話都當最後一次說，生日快樂，我們永遠的菊姨。

07

這次，就不幫你加油了

腫瘤造成脊髓壓迫是一瞬間的事，病人會跟你說：「昨天都還可以自己走去廁所，怎麼會一覺醒來世界都不一樣了？腳再也不聽使喚，有時候連大小便都一起失控。」

但達哥靠著僅存上肢的肌力，努力學習復健運動，充滿生命能量……

死亡讓我們看見的永遠不是恐懼，而是讓自己看清，生命中最重要的人事物。

有人選擇死亡，來抗議生命中無法抹去的汙點，有人在生命的盡頭，仍堅強的為重要他人呼吸著，就算是苦不堪言，也沒有一句怨言。

臨床上的「好」病人，最好的老師

第一次接觸到達哥，就覺得他好正向、積極，充滿生命能量，即使他下肢近乎癱瘓，每天從躺到坐已經是最大的活動範圍，也絲毫不見他的垂頭喪氣。

腫瘤造成脊髓壓迫是一瞬間的事，病人會跟你說：「昨天都還可以自己走去廁所，怎麼會一覺醒來世界都不一樣了？腳再也不聽使喚，有時候連大小便都一起失控。」達哥靠著僅存上肢的肌力，努力學習復健運動，只要復健師交代給他的功課，他跟著看護大姊總是會照表操課的完成。

這樣臨床上的「好」病人，如果剛好遇到護理系學妹來實習時，我都會強力推薦給護生（護理系來實習的學生），希望她們能在腫瘤科感受到護理對於病人及家屬的重要意義。

工作以前，就算是讀了四年的護理系，內心對於護理的價值，還是充滿許多黑人問號，但隨著工作年資漸增，每天雖然只是做著一些例行事務，但對於每個病人及家屬來說，能被好好的照顧著、關注著疾病的變化，耐心的傾聽不適，甚至是用心解決自身的問題，都是一種護病間難得的情感依靠。

在疾病帶來苦痛的折磨之際，能因為這些善意而稍稍覺得欣慰，感覺有人在替你一起分擔憂慮。

實習學妹親上現場，看見護理價值

這次我被分配到的護生是佳玲，她是台大護理系大三的學生，由於自己也是台大畢業，有時候看著學妹就會想起當初青澀的自己，在大學時期總是懷抱滿腔熱血，希望有一天能讓護理被更多人看見。

她非常認真地替達哥安排每天復健運動的時間，陪他一起練習抓握或是抬腿，有時甚至沒有實習的日子，也會在下課後繞過來看看達哥，他們在彼此的身上互相學習著不同的經驗，共同成長。

甚至病人轉到復健病房時，佳玲也都盡可能地追蹤他的後續，已經不是病人跟護生的關係，更像是一種革命情感。

我常跟學妹們說，雖然個案報告是我們的目的，但真的能對照顧產生熱情，在過程中學習到如何運用護理專業知識幫助病人，才是最難得可貴的經驗學習。記得佳玲結束實習時，寫了封卡片給我：「謝謝妳帶我看到護理的價值，這些都會是日後繼續在這條路上前進的重要養分。」對於這些回饋，總是感到非常欣慰。

那天佳玲學妹偶然出現在護理站，問我為什麼優良護理師頒獎那天，我卻沒有出席領獎？其實對於領獎，總是覺得心虛，在這個工作崗位上，不是只有我一個人努力，就可以完成這些，而是需要一整個團隊對於照護有著相當的默契，彼此可以在同事下班後，繼續接手未完成的工作，持續追蹤及提供不落拍的照護。

然而，每年各單位卻只能選一到兩位的優良護理師，在我眼裡，這是一個團隊的工作，而非一人出頭的獨角戲，所以頂著光環去領獎，總是讓我感覺全身不自在。

但我沒有解釋太多，就以官方說法「剛好要上班無法出席」帶過去，看了一下目前住院的名單，發現達哥這次住在〇一之二，我開心的問佳玲：「要不要去打個招呼？」我也好久沒看到達哥，想必他仍然充滿朝氣。

死亡讓我們看見的，不是恐懼

和佳玲一起走進了達哥的病房，拉開圍簾的瞬間，著實嚇了我一跳，達哥這次看起來似乎出不了院，旁邊的生理監視器把他的身體狀況赤裸裸的呈現，過低的血氧濃度，以及過快的呼吸速度，讓他說句話似乎都要費盡全力。

但充滿朝氣的達哥看到我們，仍然開心露出像是「他鄉遇故知」的微笑，彼此寒暄了幾句，他也直言坦承知道自己這次病況不好，可能就要撐不下去了。

「那你害怕嗎？」我問他。

「不怕，但是……」此時的他眼角泛出男兒淚，手上緊握著太太的手，我看得出眼淚裡盡是牽掛。

「好，沒有關係，你已經加油很久了，這次就不幫你加油了！不要擔心，我們會陪著你一起面對後面的事情。」我拍拍他說。

當我們走出病房時，達哥的太太追了出來。

「妳覺得他還有多久？」她似乎很希望能給她一個確切的時間，其實我們都知道有多久都還是不夠久。

「我覺得他很累了，只是放不下。」我拍拍太太的肩膀。

「我知道他很累，看他這樣，我也好難過……」太太擋不住眼角的淚水，開始潰堤，「可是，可是，我們才結婚不到一年，他真的是很好的人，為什麼這麼晚才遇見他。」斷斷續續把心裡的不甘心拼湊出來。

「至少妳還是遇到他了啊，他一定也很慶幸，在他生命走到四十二歲的時候遇見了妳，妳一定也很好，他才會確定就是妳了。」

「謝謝妳們來看他！」我們互相擁抱，互相道謝。

我在心底默默地說著，謝謝你們讓我知道，死亡讓我們看見的，永遠不是恐懼。

08

死期大公開

「人就是不知道自己什麼時候死去，所以小心翼翼地活著！」
那罹癌的人呢？他們有因此而改變生活方式嗎？有更加珍惜活著的每一天嗎？還是每天盯著天花板，想著哪一天才可以擺脫這個充滿病痛的軀體呢？

如果現實生活中，人類可以知道自己何時會死，大家還會選擇目前的生活繼續下去嗎？《死期大公開》（The Brand New Testament）電影裡，那些知道自己死期的人，分別做出了些許的調整，拋開社會及家庭的枷鎖，開始思考自己在死掉之前，還想要做些什麼？體驗什麼？開始認真的為自己而活。

等待死亡那一天的到來

很喜歡電影裡有句話：「人就是不知道自己什麼時候死去，所以更加小心翼翼地活著！」我常在想，那罹癌的人呢？他們有因此而改變生活方式嗎？有更加珍惜活著的每一天嗎？還是每天盯著天花板，想著哪一天才可以擺脫這個充滿病痛的軀體呢？

最近病房裡住著一位目標是「等死」的淑芬阿姨，當主治醫師告知她只剩下一個禮拜的生命後，她就開始等待死亡那天的來臨。沒有經歷悲傷反應的憤怒與否認，她直接跳到最後接受的狀態，看來她等這天等很久了。

淑芬的病歷上清楚的寫著：「病人拒絕抽血、輸血，抗生素就使用到靜脈留置針再也打不上的那天為止。」這樣的要求非常罕見，尤其身處大醫院的癌症病房，養成教育中所教的都是「積極」的救治，對於「消極」的支持性照護，較為少見，但兩者也並非如此絕對。

就在今天，淑芬身上僅存的靜脈留置針果然再也撐不下去，比她搶先一步，迎接她的是舉國歡慶的雙十連假，沒有 IV nurse（專門放置靜脈留置針的人員）的日子，讓她等死的過程更是雪上加霜，為了讓大家都不要再繼續互相折磨，我已經做好推銷 CVC（中心靜脈導管）的準備。

有人牽手的感覺，真好！

但是想要接近被隔離的她，得先全副武裝（口罩、手套，以及隔離衣），依稀還記得淑芬那時候被告知要隔離時的反應，她只擔心的說：「那以後就更沒有人要靠近我了！」在醫院裡隔離，通常是身上被培養出存有抗藥性細菌的菌株，而隔離是一種策略，侷限抗藥性菌株的蔓延，保護其他抵抗力也低下的病人，避免交互感染，然而對於有正常免疫力的健康人其實無礙。

聽到她的憂慮，我立刻牽起她的手說：「不會啦，我們不會因為這樣，就不來看妳啊！只要多洗手就好了，沒有這麼嚴重啦！」

淑芬的肚子也大大的，並不是肥胖造成的大肚腩，相反的，是因為營養不良，再加上腫瘤產生的惡性積水，讓她肚子裡裝著三公升的腹水，魏醫生為了減緩她腹水的壓迫，推了超音波過來，要幫她抽掉一些腹水，在抽水的過程中，由於擔心病人的手會不自覺碰觸無菌範圍，於是需要先將她們的手擺在適當的地方。

「妳希望，我把妳的手擺在哪裡好呢？」魏醫師拉著她的手詢問著。

「有人牽著很好！」淑芬不加思索地說。

這才發現，或許她真的很渴望每天這樣例行、簡單的碰觸。當然不包括替她打靜脈留置針時，找尋血管的撫摸。

沒有隔閡，最後的成全

通常在我們全副武裝，拿著打針設備進來時，她就會先行抗議，表示自己真的不需要點滴及抗生素，不想要再受任何一點委屈。

今天早上安頓完其他的病人後，我走了進去，替她量完體溫及血壓，我開玩笑的說：「是不是不打針的話，我們的關係比較沒有那麼緊繃？」

她一副理所當然地說：「當然，不打針的話什麼都好。」順著她的話，我表達了同理她的害怕與我們的極限，忘了聊了多久，只知道阿姨眼睛濕了又乾、乾了又濕，彷彿沒有了打針的隔閡，我們之間變得無話不談，她似乎可以感受到我有站在她的立場上，評估留置針放與不放的優劣，最後她同意，如果在醫師有把握的情況下，可以放置中心靜脈導管。

然而，故事當然不會這樣就畫下句點，主治楊醫師查完房之後，決定把針劑全部停止，當然也就不需要放置任何的導管，楊醫師在評估完淑芬的病情後所做出的決定，他知道淑芬不想這樣拖拖拉拉的活著，他答應過她：「該放手的時候就會放手！」淑芬謝過楊醫師的成全，轉過頭來看我：「不是我不要打針喔，是天意！」

「好啊，沒關係，妳的白馬王子楊醫師來救妳了呀！」我不甘心也要挖苦的說。

「哪有啦……」換來她靦腆的一笑。

果然每個女人的心中都住著一個小女孩，而死亡到底什麼時候真的會來，也似乎沒那麼重要了，只要活著的時候感覺到愛，舒服的過每一天，那麼也就夠了。

09

耳朵重

「拜託一下啦，小姐，幫我換個藥，我癢得受不了！」

在他一再的拜託與請求，心軟的護理師總是無力招架，一次次的帶著換藥物品，滿足發哥熱愛換藥的需求……

由於病房最近人力充足，護理師要輪流去缺人的單位支援上班，雖然都是腫瘤病房，但感覺到了別的單位，病人長得好像也都很陌生，但沒想到居然讓我遇到熟悉的發哥。

拜託ㄟ，麥勾叫啊！

發哥是一位很喜歡換藥、量血壓的阿伯，之前住在我們單位，他可以一天換很多次藥，每次都是「拜託一下啦，小姐，幫我換個藥，我癢得受不了！」或者是「小姐、小姐，你趕緊來一下（台語）！」在他一再的拜託與請求，心軟的護理師總是無力招架，一次次的帶著換藥物品，滿足發哥熱愛換藥的需求。

而重聽的他，總是大聲地訴說需求，不外乎要量血壓或是換藥，只要看到或聽到護理師的出現，他就無法控制自己，其實是一號令人頭痛的人物。但不知道為什麼在陌生的病房看到他，卻有種他鄉遇故知的感受，雖然是頭痛的開始，卻莫名的覺得可以包容。

發哥由兩位個性迥異的兒子輪流照顧著，大兒子看起來嚴肅不苟，每次看到失控的發哥在那裡為難護理師，就會出面制止：「你不要這樣啦，人家很忙啦！每次都要這樣亂。」小兒子則是留著及肩長髮，看到發哥的拜託拜託，都會笑出來，還幫腔的說：「拍謝啦，他就是這樣，妳不幫他換藥，他會越叫越大聲喔，因為他耳朵重，怕妳沒聽到！」但相同的是，他們都會說：「拜託ㄟ，麥勾叫啊！（台語）」

吼叫式喊話，一定要堅強

每天早上，發哥總是準備好，等著護理師上門量到血壓，眼睛盯著血壓計的數字，我向他回報：「血壓一四二／八十」，他突然一陣驚恐的看著我，堅持要再量一次另一隻手看看，我心想：「好吧，反正也花不了多少時間！」再替他量了一次：「一三二／八四，這樣滿意了嗎？」正在心裡慶幸，還好人只有兩隻手，怎麼知道他又拉著我的手，不停的拜託拜託，而我居然又替他量了一次：「一二九／七六，總可以了吧！」他這才開心的笑了：「這樣才有正常嘛！」心滿意足的讓我離開。

今天發哥的房間突然傳來大聲的吼叫聲，我走了進去，看到他跟鮮少出現的女兒在對話，對話內容大概是有人過世了。

發哥看到我，就說不要打化療了，要辦理出院手續，急著跟我哭訴：「妳知道我那老某（老婆）有多辛苦嗎？怎麼會說中風去醫院，這樣就走了……」在對話的幾分鐘內，我不自覺的又幫他量了四次血壓，不知道這樣有沒有安慰到他？

「如果因為這個原因需要出院，我們可以幫忙聯繫主治醫師。」我告訴他。

離開房間後，在走廊上又開始聽到他跟女兒的吼叫式喊話。

女兒說：「你會堅強嗎？」

發哥：「蛤？」

女兒又更大聲的說：「你會堅強嗎？」

發哥：「會啦！阿妳ㄉㄟ？」

女兒哽咽的說：「我會堅強！」

發哥：「蛤？」

女兒哽咽，但大聲的說：「我會堅強啦！」

反覆的說給發哥聽，也說給自己聽，順便精神抖擻的告訴自己：「一定要堅強！」

10

你最愛誰？

護理站亂成一團，有人推急救車、有人去叫醫師、當然要有人趕快打電話給阿賢的太太。看到他醒來之後，醫護人員的心裡比家屬更開心。

才六歲的小女兒，進到病房總是躲在姐姐的後面，離爸爸有一段不短的距離，對她來說，那個躺著的人長得不像爸爸，卻又有爸爸的聲音……

沒有人希望一交接班完，就看到這樣的景象，其實他今天並不是我的病人，只是我很雞婆在交完班巡視病人時，順便瞄他一眼，轉頭隨口問了主責的護理師阿綠學姊：「病人什麼時候變成這樣昏迷不醒？」

他是阿賢，年輕的爸爸，因為胃癌讓他瘦了十幾公斤，連小女兒都快要認不出他了。

從昏迷中搶救回神

阿綠學姐說：「交班時，只說阿賢從昨晚開始變得躁動，但我剛剛瞄到的阿賢根本完全躁動不起來了，現在這樣應該叫做昏迷了吧！」

接下來又開始劈哩啪啦的護理站亂成一團，有人推急救車、有人去叫醫師，當然要有人趕快打電話給阿賢的太太。

「我們有討論過，如果面臨急救，不要插管，不要痛苦，但非侵入性的給升壓藥或是輸血可以。我立刻過去。」電話中的阿賢太太邊哭邊說。

確認病人和家屬的意願後，展開一陣積極的處置，終於在輸完血、上了升壓藥物之後，阿賢醒過來了，抽血報告顯示原來血色素才二點六（標準值是十二以上），只能說他正經歷著因腫瘤造成嚴重的血管內瀰漫性凝血（ＤＩＣ）。

看到他醒來之後，其實醫護人員的心裡比家屬更開心，雖然知道病況不好，但總算是爭取到一點時間，讓他可以看看他可愛的女兒們，至少還有一點時間讓他們做一些準備，來面對即將到來的死亡這件事。

不像爸爸，卻有爸爸的聲音？

住院期間，每到放假的日子，阿賢的太太會帶一雙女兒到醫院探望爸爸。

阿賢長得非常清秀，兩個女兒也遺傳到爸媽的清秀基因，小小的臉龐配上稚嫩的聲音，非常可愛。但小女兒才六歲，進到病房總是躲在姐姐的後面，離爸爸有一段不短的距離，對她來說，那個躺著的人長得不像爸爸，卻發出爸爸的聲音。

大學時學過人類發展學，都知道對於六歲的年紀來說，死亡概念尚未發展成熟，所以不太知道爸爸會發生什麼事，但看到姐姐哭著不要爸爸離開，又覺得困惑：「爸爸到底要去哪？」於是，她學姐姐拉著媽媽的衣角，邊哭邊說：「不要爸爸離開我們！」

阿賢太太抱起她，告訴她：「爸爸會去當小天使，在天上保護妹妹！」這一來，妹妹哭得更傷心了：「不要爸爸去當小天使，妹妹要爸爸……」

兒童哀傷輔導這個領域，對於在成人科別工作的我們來說，真的很難介入協助。因為必須使用童言童語，來讓他們理解生死議題，過程中一定會有情緒上的宣洩，但是如何在宣洩後提供適當的支持，說真的，我還真不知道自己該怎麼應付這些？因為我光聽到他們的對話，眼淚就已經不聽使喚的流下來。

還好我們擁有安寧共同照護團隊，共同照護是為了讓不在安寧病房的癌症病人，也可以接受到安寧照護，所創造出來科別間的合作模式，而負責的小安學姊以前在病房工作時，我就已經見識過她獨特的功力，對於兒童總是特別有一套。

結束手頭上的工作後，我打了電話請小安學姊介入處理，簡單的交代了病人的家庭背景與現存的問題。

誰最愛誰？我最愛你

沒多久，小安學姐帶著師父出現在病房，他們做足了功課，一起走到病房去，此時阿賢的女兒們正巧圍繞在他的身邊。

小安學姊提議大家一起玩「誰最愛誰」的遊戲，病房裡開始充斥著這家人的聲音——

「爸爸最愛誰　爸爸最愛妹妹　妹妹也最愛爸爸
爸爸最愛誰　爸爸最愛姊姊　姊姊也最愛爸爸
爸爸最愛誰　爸爸最愛媽媽　媽媽也最愛爸爸」

雖然只是很簡單的「誰愛誰」，搭配簡單的愛心手勢，卻可以讓他們的心緊緊依靠在一起。

阿賢曾經說過，擔心自己是一個不稱職的爸爸，無法陪著她們成長，讓我想到在很多年以前，也曾經照顧一位年輕的爸爸，有著同樣的自責與擔憂，但慶幸的是，他們身後都有一位堅強的太太，總是篤定的說著，要先生不要擔心：「我會好好的照顧她們！」

在他們親情大喊話之後，師父離開了，小孩也回家了，我走過去拉開圍簾看一下生理監視器上的數字，似乎穩定許多。

他看到我，招招手示意要我過去，突然他伸出手，握住了我的手：「謝謝妳這陣子的照顧，還幫我做了這麼多本來我以為做不了的事，我會加油的，為了她們。」我輕拍他的手背，要他好好休息，畢竟早上才經歷過那些危急的情境。

正打算離開時，阿賢又叫住我：「那麼，可以再問妳一件事嗎？我現在想喝豆漿，可不可以？」本來一度哀戚的氣氛，因為這個豆漿的請求，讓我差點落淚的心情忍不住笑了出來，我再拍拍他的肩膀說：「當然可以，你想吃什麼都可以，好嗎？」阿賢滿意的點點頭。

我常常想，如果每個癌末病人都能把握機會，好好的跟家人道別，而不是愛始終沒說出口，然而每天卻因為關心，反而給彼此更多的壓力。從現在起，練習說愛，說謝謝，不要等到生命要消失的時刻。

你今天練習說愛了嗎？

11 吻別

王子顧不得他人的目光，彷彿那個空間裡只有相愛的他們，而王子不是他人，就是當她混亂時被使來喚去的先生，頭頂微禿，沒有白馬，但在阿姨眼中的他，確實和王子一樣帥氣十足。

其實我沒有實際照顧過佩佩姨，但因為這幾天她的意識混亂，被同事叫過去支援。

癌症病人有很多原因會造成意識混淆，可能是腦部癌轉移、電解質不平衡，或是血氨過高，而且「亂起來」，大家長得也都很不一樣，但絕對跟平常溫文有禮的樣子差異甚大。

腦病變，讓一個人徹底發瘋

她原以為，只是簡單的進來打打化療針後，就可以和平常一樣的出院返家，怎麼知道，這次化療後居然會出現副作用，產生腦病變的症狀，整個人變了一個樣，從早到晚不停的叫囂，不停的叫先生出去、進來、站這邊、站那邊、起立或是坐下等等。

那幾天對先生來說真的是折磨，除了配合指令之外，還一直問醫師，佩佩姨是不是發瘋了，這個女人真的是跟他生活幾十年的她嗎？再這樣下去，全家人也都要瘋了，似乎只要踏進那個空間，一切都由她來主宰，沒有她的允許，誰也不能發出半點聲響，好不威風。

連護理師要進去量血壓，也必須先配合她的指令，先到圍簾後面罰站，等佩佩姨說可以了才能露臉，否則你敢逕自靠近的下場，就是被她冷不防的咬上一口。

因為腦病變，所以一切沒有所謂的邏輯可言，當然更沒有道理，我被叫過去負責轉移她的注意力，好讓同事可以順利幫她打鎮定劑，因為她已經兩天兩夜沒闔眼了，隔壁的病友早就跟護理站抗議多次。但曾在精神科實習過的人都知道，幫躁動的病人打針，是一件多麼危險的任務，你可能會激怒他，轉而被攻擊，或是在拉扯的瞬間，促成自己或病人針扎的危險，還好阿姨維持一貫的是動口（咬人）不動手（揍人），偶而被罵一些三字經，好像相對來說不那麼受傷。

帶著愛人的吻，溫暖上路

病人教會我們的，遠比我們幫他們的還要多。

由於她的臨床反應，讓我們驗證文獻所提到該化療藥物罕見的副作用——腦病變，還記得月初才因為這個主題整理資料，幫同事上過課，立刻就能學以致用。所幸這樣的腦病變是可逆的，只要等藥物代謝掉，副作用也會跟著消散。

終於等到佩佩姨恢復「正常」，不再混亂難以控制，醒過來之後的她，聽到那幾天的種種「惡行」顯得非常驚訝，不停地向我們道歉，還開玩笑自嘲說：「終於知道，我身上的瘀青是怎麼來的了！」

怎麼知道好景不常，病況這幾天卻又急轉直下，我仍被叫過去協助支援，但這次是為了幫她做屍體護理（body care）。

當病人心跳停止時，醫師會到床邊宣判病人於幾點幾分過世，確認已無心跳、呼吸及瞳孔反射，請家屬節哀。再由護理師和家屬一起幫病人清潔身體、移除身上多餘的管路，換上一套乾淨的衣服。

因化療導致光禿的頭頂，也替她戴上了生前最愛的頭巾，佩佩姨就像是故事中的睡美人一樣沉沉的睡去，就在此時白馬王子出現了，微微顫抖的雙手小心翼翼捧著公主的小臉，獻上他最深情的一吻，這一吻好長、好久，似乎期待著奇蹟出現。

王子顧不得他人的目光，彷彿那個空間裡只有相愛的他們，而王子不是他人，就是當她混亂時被使來喚去的先生，頭頂微禿，沒有白馬，但在阿姨眼中的他，確實和王子一樣帥氣十足。

往太平間接送離去的路上，先生終於忍不住放聲大哭，反倒是兒子冷靜的遞上衛生紙，還不時提醒他這樣不好看。

先生稚氣的抽抽噎噎說了一句：「我情不自禁嘛！」這是發生在病房裡的愛情故事，沒有童話故事裡完美的結局，但同樣淒美動人，我也希望自己能有幸在最後那一刻能與深愛的人吻別，這一吻既是生離，也是死別，佩佩姨並不孤單，帶著愛人的吻，溫暖上路。

12 堅強的女人啊！

每個癌症病人背後，都有一個堅強的女人。臨床工作多年，常常可以看到一種畫面，病人身上帶著腫瘤傷口，低頭坐在輪椅上不語。身後總有一位雙手提滿重物，還要不停的應付繁瑣的住院流程，包括替病人回答所有相關和不相關的問題的堅強女人啊。

每個癌症病人背後，都有一個堅強的女人，她可以是妻子、母親、女兒、女朋友，甚至是前妻。

臨床工作這麼多年，常常可以看到一種畫面，病人身上帶著腫瘤傷口，臉上掛著一條泛黃的鼻胃管，低頭坐在輪椅上不語，就算他沒有氣切，仍然不語。身後總會有著一位雙手提滿重物的女人，還要不停的應付繁瑣的住院流程，包括替病人回答所有相關和不相關的問題，儼然就是他的經紀人。

入院見面禮，就從換藥開始

她們對於病人的腫瘤傷口，總有一套自己的標準作業流程（SOP），我們雖然是醫療專業人員，但有時候也是透過她們的ＳＯＰ，才讓我們得以避開地雷（容易出血位置）順利完成換藥。

這位憲哥在胸骨處有一個長寬各五公分，深度不得而知的傷口。對於有傷口的病人，換藥算是入院的見面禮，總不希望大家在初次見面就把關係弄僵，但對於傷口性質還不熟悉，換藥時誤觸地雷便是家常便飯，敷料往往與爛肉緊緊相依，早就我中有你、你中有我的狀態，第一步絕對是將紗布、敷料先用生理食鹽水全部淋濕，然後等待他們在大雨中分手，但就算讓他們濕透，仍免不了還是有遇上分不乾淨的時候，我拉著紗布，紗布拉著爛肉，牽引著病人的皮膚，此時會聽到病人發出「嘶——」。

「妳在家遇到這樣都怎麼做？」我停下手邊動作，抬頭問憲哥的太太。

「我就換從另外一邊往下拉耶，因為如果這邊繼續往上，一翻就會流血了！」她一派輕鬆地說著，似乎這樣的狀況並不會困擾她。

我按照著她的指示，慢慢地從另一邊順利的取下敷料，過程中沒有流一滴血。

但是，要遵循別人的ＳＯＰ並不是一件容易的事，因為其中包含許多非常規換藥的小細節，包括用空針沖洗，而不是棉棒清潔，或是依據不同部位塗抹不同藥膏，而氣切下面只想墊一片小的Ｙ型紗布。傷口清潔後，先蓋上銀離子敷料，才能放氣切紗布，邊拉Ｙ紗，還要注意不要把蓋好的銀離子敷料又拉歪了，最後連Y紗的高度都有黃金位置，不要拉得太高，因為Y紗下方還要剛剛好能與傷口紗布相互黏貼。

在失控人生，拿回一點主控權

其實憲哥並不想讓不熟悉的人換藥，就算我們是領有執照的護理師，都比不上貼身經紀人的客製化換藥方式。

礙於換藥，算是照護上需要密切監測傷口變化一種最直接的方式，所以他住院時，只好忍耐每位護理師不同的換藥習慣，他多是採無聲的抗議，把眼睛閉上，別過頭去不看這一切，因為他知道雖然他閉上了眼睛，旁邊的太太會幫他盯著一舉一動，不讓我們胡搞瞎搞。

至於沉默的憲哥，也不是表面上這麼的逆來順受，因為血栓造成的右手腫脹讓他老大非常不爽，常常都因為每天的點滴要滴幾包、要滴多久，跟我們討價還價。

最常聽到他說的話就是：「好了，今天就到此為止，給我把它（點滴）拿掉。」被打槍後，我會安慰自己，他只是想在自己的失控人生裡拿回一點掌控權。我們能做的，就是多過去幾趟，或許下次他打點滴的心情就來了，就可以再延續剛剛被拒絕的輸液。

那些還來得及做的事情

那天不知道為什麼，憲哥的太太突然跟我說了很多關於憲哥的事，也說了很多他們不浪漫的愛情故事，她說再過幾天病人過完生日，就可以辦理退休了，而今年七月自己本來打算辦理退休，好好照顧高齡的婆婆，罹癌這件事完全不在他們的計劃中，一切都是這麼的讓人措手不及，根本不會到來的退休後兩人小旅行，取而代之的是醫院住滿住好，聽得出來字裡行間裡的失落。

阿姨從來不在憲哥面前掉淚或顯得難過，但那天走廊上的她，不但哭了，還在外面站了好久才踏進病房。

不知道護理師毓瑩是施了什麼魔法，居然讓硬漢憲哥說出自己的臨終心願，他說：「這輩子都沒送過太太花，如果可以，他希望臨走前，可以送她一束美麗的花，感謝她這輩子的愛。」還好那束花有即時的送到阿姨手中，還好有那張換完藥突發奇想的合照，還好他們前幾天還有下床牽手散步……。

腫瘤終究還是塞滿了他的氣管，吸不到氣的他，吸進最後一口仍是充滿愛人的氣味，太太抱著他，要他不要擔心，一定會替他照顧媽媽。他有著深愛他的女人，一直默默在身邊照顧他和他愛的人，我們能見證到這樣滿溢出來的愛，何其幸運。

13

那我懂你意思了

阿明因腫瘤開刀已切除舌根，講話一一ㄚㄚ連單字發音都很難聽得懂。

加上化療、腫瘤、耳朵感染等因素，他其實重聽得非常厲害，唯一剩下對外溝通橋樑剩下筆談或是LINE……

腫瘤科病房最忙碌的時段，莫過是每天的傍晚時分。

這時候血品回來了，病人缺血的身體渴望著血漿的救贖；開刀的病人回來了，等著護理師的探訪，替他拔除多餘管路、檢查傷口；化療藥物回來了，病人迫不及待再給腫瘤細胞一記迎頭痛擊；而吃晚餐的時間也到了，有著鼻胃管的病人們嗷嗷待哺。

大吼大叫的對話關心法

這時志工大姊突然急忙跑到護理站跟我說，〇三之一不知道為什麼跟他媽媽在病房裡大哭。〇三之一不就是昨天剛進來的阿明，不是一個壯年男子嗎？好難想像他跟媽媽一起嚎啕大哭的畫面，我記得他媽媽年紀蠻大了，太太是不是剛好去買飯了，怎麼沒在那？腦袋裡充滿了許多問號。

其實，哭也是情緒宣洩的出口，難過的話，哭一哭也好，可是不過去安撫他們的情緒，似乎就會顯得護理師的冷血，只好先放下手邊其他的事過去看看。

踏入病房，看到兩個人都自顧自的說話，但卻無法對話。

阿明因腫瘤開刀已切除舌根，講話一一ㄚㄚ連單字發音都很難聽得懂，加上化療、腫瘤、耳朵感染等因素，他其實重聽得非常厲害，唯一剩下對外溝通橋樑剩下筆談或是LINE，我常聽到他太太對著他說：「我幫你聽醫師解釋，等一下LINE你。」太太還自嘲的說，因為病人重聽的緣故，她每次如果想要直接說給他聽，就很像對他大吼大叫，不了解的外人容易誤會，以為她對他大小聲。

確實那天在走廊，聽到她吼著說：「不想吃就算了！」我真的誤以為他們在吵架，其實是太太體諒他化療後會想吐，但用吼著說，聽起來真像是另一種意思。

我不怕，那你怕什麼？

當然面對這類和我們當「筆友」的病人，我們能做的就是發揮玩「比手畫腳」的功力，在他寫出第一個字，就猜出下面的意思，例如：「抽……」，「我知道！『抽痰』！」；「喝……」，「想喝牛奶是嗎？」；「覺……」，「你現在覺得怎樣？」盡可能讓他快速又準確地表達出自己的意思。

但是，剛好阿明的老媽媽不識字，最後無法溝通的兩個人，就這樣相對無言卻泣不成聲，我進到房間，老媽媽焦急哭著跟我說：「他是不是因為要氣切開刀很害怕，你快跟醫生說！」

我再望向阿明手上那張寫滿「我不怕、我不怕、我不怕」的白紙，嘆了一口很長的氣，用我破爛的台語跟老媽媽翻譯：「伊攻伊唔驚（他說他不怕）啦！」老媽媽這時候聽了，又哭得更急了，叫我問他：「那他怕什麼？」

我在他眾多「我不怕」的文字海中，寫下：「你不怕開刀，那你怕什麼？」

阿明感動地看著我，落下喜極而泣的眼淚，好像終於有人聽懂他要說的話，快筆寫下：「我要媽咪不要怪我太太，是我自己決定要開刀，醫生說開刀有出血的高風險，我都知道！」

我再把這個重要訊息翻成台語，跟媽媽說：「嬤嬤啊，伊歡落你ㄟ怪依太太（他擔心你會責備他太太），伊供是伊嘎低要開刀的（他說是他自己想要開刀的）」。

阿明盯著我的嘴，想像我翻譯出來的文字，再轉過去看媽媽的表情，他知道媽媽這次真的有聽懂他的意思了。媽媽摸摸病人的頭，就像鄉土劇演出的台詞：「憨子（傻孩子），我那ㄟ怪依（我怎麼會怪她）！」兩個人就這樣打開了心結，雖然還是在哭，但似乎哭的境界有所不同了。

世界上最遙遠的距離，莫過於用盡全身的力氣在說，但你卻聽不見我真正的聲音！

14 規矩

又是一個十九歲的少年郎，總是抱著肚子大喊：「啊，痛啊——」也一樣有著一個對他百般呵護親愛的媽咪。

這樣的年紀，不是應該在大學裡愉快的騎著腳踏車，瘋狂的參加社團和聯誼。怎麼會是被囚禁在病房裡，每天張開眼睛，只有痛的感覺提醒自己還活著？

又是一個十九歲的少年郎，十年前在我還是新人護理師時，也曾照顧過類似的小病人。

他們有許多相似之處，一樣是消化道相關癌症，導致無法進食，塞住的腸道只能放置鼻胃管，引流那些流不下去的消化液；一樣有著一頭愛因斯坦的亂髮，不愛洗澡，床單上一樣處處充滿著皮屑；連喊痛的方式也非常類似，總是抱著肚子大喊：「啊，痛啊——」也一樣有著一個對他百般呵護親愛的媽咪。

只有痛的感覺，提醒自己還活著

對於這樣瀕死的青少年，還真的是一籌莫展，無論對過去或是現在的我而言都是。這樣的年紀，不是應該在大學裡愉快的騎著腳踏車，瘋狂的參加社團聯誼，怎麼會是被囚禁在病房裡，每天張開眼睛，只有痛的感覺提醒自己還活著。

交班時，沒講什麼治療計劃與目標，卻有一堆病人希望護理師遵守的規矩：

一、嗎啡藥物得從人工血管最前端給。

二、鼻胃管如果引流不出來，要把管子拉出來三公分再放進去。

三、半夜若是無聲的護士鈴就是要打睡覺針，這是少年與護理師姊姊間的小秘密，不能跟媽咪說。

四、全靜脈營養點滴堅持打二十四小時，因為沒打的時候會頭暈不舒服。

五、打抗生素時，請搭配嗎啡藥物一起給，且順序是抗生素先打，嗎啡後打。

連撕下止痛貼片都要求我：「ㄟ……你可不可以順著毛撕——嘶——」

「喔！你毛（雙關）真的很多耶！」我忍不住說出口。

這些他的私人規矩，如果不會對他造成傷害，其實我們都能配合，也盡量毫無遺漏的交班下去。其實少年很乖，很聽媽媽的話，有一次在替他做鼻胃管護理時，由於他頭低低的，我幾乎是以一個蹲馬步的姿勢在執行治療，還好姊姊我有練過還挺得住，媽媽發現我微顫的雙腿，大聲斥責少年：「你頭不會抬高一點嗎？護理師姊姊這樣很辛苦耶！」當下，他立刻抬起頭跟我道歉，也跟媽媽道歉，並保證他下次會注意。這是我第一次看到媽媽對他這麼大聲，還是為了我們。

來不及啟動的A計劃

單親的他只有媽媽，媽媽也只有他，兩個人十幾年都是這樣的相互陪伴，當死之將至，媽媽不希望我們任何人告訴少年這個壞消息，拒安寧共同照護團隊於門外，也不接受任何關懷。

樸媽（十年前小病人的媽媽，後來在醫院當志工）說的沒錯，護理師姐姐是唯一擁有特權，可以破門而入來到他的身邊，但媽媽二十四小時形影不離，真的也很難好好和少年促膝長談。每當聽見治療車靠近的聲音，媽媽就算在廁所也會瞬間奪門而出，擋在我們之間，第一句話就是：「你們剛剛說了什麼？」那天單位同事一起討論起，怎麼幫助病人和媽媽關於死亡準備還有道別，晚上睡前，翻來覆去的我終於想出「A計劃」，覺得可以試試。

「A計劃」簡單來說是，因為病人曾要求和某幾位護理師姐姐合照，藉由分享照片的名義來加少年的LINE，再透過LINE群組，來和少年共同籌備給媽媽母親節的驚喜。

這才正覺得自己聰明時，就聽到少年狀況不好的消息，一切的計劃終究還是趕不上變化，根本就等不到母親節，腫瘤出血的情形還是沒有辦法控制下來，交完班巡房時看到媽媽紅著眼，坐在小椅子上，緊挨著病床握著少年的手。

「妳還好嗎？需要幫忙讓我們知道，我們會盡力。」我說。

「我不要他痛，他最怕痛。」媽媽兩眼無神，空洞看著昏迷的少年。

「沒問題，我們一定不會讓他痛。」我知道媽媽感覺到，少年今天就會離開她的身邊。

當心跳停止的那一刻，媽媽沒有歇斯底里的大哭，只有溫柔的摸著少年的頭輕輕地說著：「不痛了，再也不痛了喔！你的病都好了喔！媽媽對不起你。」媽媽難過的自責生了個不健康的身體給少年，害他承受這些。

和媽媽一起將少年的身體擦拭乾淨後，拔掉那根少年痛恨的鼻胃管，換上一套NIKE運動服和他最愛的球鞋，少年儼然化身陽光男孩。正要蓋上棉被時，媽媽突然想到少年最愛的臭布布，問我：「要把毛毛（臭布布的暱稱）給他嗎？」

「好啊！他應該會想要拿著它！」我想他肯定要它。

送走了少年，卻送不走我們對媽媽的擔心，我也真的相信一切都會過去，需要的只是時間而已。

15

最好的決定

中年男子對於護士，似乎都存在著一絲粉紅色的遐想，而我就是專門終結這樣不切實際的想像。「妳就是我今天的 angel！」我努力壓制住內心超級大聲的抗議：「我從來都不是誰的 angel，更不會是你的，哼哼哼。」

如果正在唸護理研究所的人，就可以感受到做決定（decision making）的過程有多麼複雜了，複雜到許多課都會不約而同的談起，還需要花上一堂課認真的闡述它，這樣你還會覺得做決定很簡單嗎？

但返璞歸真來說，其實只要順心，就能做出最貼近自己想法的決定，只是往往我們擔心自己的決定是不是不夠好，也需要別人來肯定，並支持自己的決定。

心常常被許多東西蒙蔽，有時候或許是我們故意不正眼看它，刻意忽略它的存在，不許它發出聲音，以為這樣才能做出客觀公正的好決定。

終結中年大叔不切實際的想像

中年男子對於護理人員，似乎都存在著一絲粉紅色的遐想，而我就是專門終結這樣不切實際的想像，至少我的外表就是跟溫柔甜美完全扯不上邊，幫同事對付這種無聊男子，也算是功德一件。

東哥就是即將要被我拉回到現實面的一號無聊男子。他一看到護理師，開口閉口都是「You are my angel.」，不忌諱太太就在身邊，而太太似乎早就習以為常，偶爾還會因為護理師被逗弄得臉紅，而呵呵大笑。

「妳就是我今天的angel！」這是我們初次見面的開場白，被交班時早有耳聞，努力壓制住內心超級大聲的抗議：「我從來都不是誰的angel，更不會是你的，哼哼哼。」

基於專業性的醫療形象，我刻意忽略內心的吶喊，擠出嘴角一抹微笑，然後開始幫他做早上的治療，假裝沒有聽見或是聽不懂那個英文單字。

身上就算是插著一條珍珠奶茶吸管般粗的胸管，另一頭還接著一個數公斤的胸腔引流玻璃瓶，他還是堅持要四處趴趴走，只要有人勸阻他不要這麼愛亂跑，他就會拿出像「風一樣的男子」這套論點，來說服你接受他的獨特，或許你曾聽過陳曉東的一首同名歌曲——「風一樣的男子」，完全就是他的主打歌沒錯。

爽啊！喊的是太太的名字

有天，我發現成見真的會造成誤解與過度想像。

就在某個清晨，我握著他的手腕在測量脈搏時，突然間他冷不防冒出一句：「爽啊！」頓時，我倒抽一口氣，心理直發毛，想說怎麼這麼變態，量個脈搏你在那邊爽個屁啊（抱歉使用這樣的詞彙，內心實在找不到更合適的修辭，來描述此刻的心情）。

正當我想鼓起勇氣，喝止他這個不適當的行為時，東哥的太太從陪病椅上坐了起來揉揉眼睛，而接下來就是他跟太太的日常對話。此刻我收起了剛剛的震驚與掉到一半的下巴，快速奔回護理站，翻開病歷內的同意書，赫然發現原來他太太是陸配，單名一字「爽」。

從那天起，我對他重新觀察與評估發現，他其實很尊重我們，對於我們的醫療建議都會仔細聆聽，也會關心我們是不是有吃飯、穿暖，真心覺得我們對他來說就像天使一樣，純淨且良善，才會一直尊稱我們是天使。

但病情並沒有因為我的新發現，而起了什麼化學變化，東哥一天比一天更喘更虛弱，胸管完全無法從他身上擺脫，而他虛弱到無法再下床放風。沒有想到這一天會來得這麼快，一夜之間從氧氣鼻導管，換成高濃度的全氧氧氣罩。

為愛插管，喊著京片子的寶貝

我還記得那個與東哥討論急救不急救的那個早上，他把氧氣罩拿了下來，急忙叫住我，深怕做完治療的我就要轉身離去，我確實被血氧警報器大作而叫住。還摸不著頭緒的我，走了過去幫他把氧氣罩戴好。

「等一下，我想問妳，加護病房也是像現在這裡一樣嗎？」他急著拉住我的手。我告訴他，等病況惡化後會先幫他插管，然後因為病況危急需要更密切的照顧，會轉到加護病房內，而那裡擔心病人意識不清而自拔管路會造成危害，可能會打些鎮靜劑，然後手腳會使用束帶進行保護性約束處置。

「那我還有什麼其他的選擇？」他邊聽眉頭皺得越緊，害怕的問我。

「當然如果你覺得生病很累了，不想要這麼多積極的處置，也可以繼續待在這裡，就讓我們照顧你，陪著你到最後一刻。」我不捨地拍拍他的頭說。

「聽起來不錯！」他轉頭看了太太一眼，想尋求她的認同。

「你不是說要拼拼看。」太太望向他一個不捨的眼神，開了口。

「好吧！那就插（插管）吧！」他遲疑了一下，卻義無反顧。

簽完那張第一版的「不急救同意書」：不壓胸、電擊，但可以接受插管。他伸出雙手用力緊握我的手，對我說：「謝謝妳告訴我這些！」

我無奈地拿著同意書，轉頭對著太太說：「他是為了你插這個管的，如果你們有任何新的決定，都可以再跟我們說。」接著把他的手遞給了她，太太眼底盡是淚水，她希望他活著，哪怕一天都好。

那一天之後，才知道他們並沒有結婚，但如果病人過世後，兩個小孩怎麼辦？而她在台灣的居留權又怎麼辦？結婚雖然不是必要的儀式，但面臨死亡之後，許多的法律程序確實相當繁瑣。

做完了生死交關的決定，接著，又因為周邊靜脈留置針（軟針）放置困難，而考慮放置較粗的中心靜脈導管。為了辦理結婚，太太得去中國兩天，我們擔心東哥撐不過這兩天，不停陷入一場又一場做決定的困境當中，他很喘，嗎啡到底能用還是不能用，怎麼用才會恰當？一堆問號，好的決定在哪裡？

隔天，太太打了許多通電話（台灣和中國的政府機關，還有律師），總算確定辦理居留和撫養的事宜，也不需要離開病人身邊遠赴中國辦事。

約莫在晚上七點半，他在太太的身邊永遠的睡著了，太太激動的問我心跳剩二十，然後呢？我說，然後妳就好好跟他說說話，聽著妳的聲音，他會比較安心，知道妳在這裡陪著他。

太太握著他的手喊著：「寶貝兒，我都弄好了，你不要擔心，我會做到答應你的事……」我走出病房，告訴自己這樣的結果就是東哥最好的決定，他不是一個人孤伶伶的離開，有太太喊著京片子版的寶貝，陪著他上路。

【對話錄】

那些溫暖又令人揪心的無言以對

不是我不喜歡偷懶，而是面對生命現場，你無法置身事外……

PART 2

病房外，爲自己大口呼吸——

我們是這樣挺過來的

「我們從失敗，還是成功裡學習到最多？」答案是：「失敗。」有時候能做的，不是強迫接受，而是配合演出。

01 自動出院

我們都跟家屬一樣，期望病人能活得再久一點，但更希望活著時沒有痛苦。如果剩下的只是這些，死亡似乎比較沒有那麼令人害怕，從不敢閉上雙眼，到期待可以回家，而回家的唯一途徑就是臨終。

就算是面對生命的倒數，我們還是擁有一些為數不多的選項。你能選擇要奮力搶救到最後一刻，電擊、壓胸、插管或是葉克膜，可以做的一樣都不少；或是自己簽署一份不急救意願書（Do not resuscitate，簡稱DNR），讓生命的最後時刻不那麼膽戰心驚；當然如果回家是你最想完成的心願，那麼自動出院（against-advise discharge，簡稱AAD）也是很好的選擇。

害怕自己做得不夠好

面對死亡這件大事，華人文化中許多習俗深深影響著我們，留一口氣回家、手尾錢、眼淚不能滴到往生者、換上乾淨的衣服、要死而瞑目等等。對於斷氣的那個片刻，我們慎重且畏懼，害怕自己做得不夠好，讓亡者無法好好進入那個未知的世界。

看著自己最親愛的家人，受到病痛的折磨，阿珠因為腫瘤壓迫呼吸道，被裝上毫無美感的氣切，還不時的會噴出不合時宜的痰液，連咳嗽都要注意方向與時機；化療造成的落髮，讓她再也無法將頭髮吹出完美的半屏山，只能任由它散落在臉頰兩側，或是遺落在枕頭床單上；化療藥物造成的聽神經受損，隔絕著外界一切聲響，包括親人的愛語和生理監視器的警告逼逼聲。

在他們的世界裡，沒有性別、沒有隱私、沒有自主權、連字都寫不清楚，那張因譫妄（delirium）時所寫下女兒的手機號碼和「救救我」的蝌蚪文，卻成了她最後的遺書。

臨終，回家的唯一捷徑？

還記得，曾有病人自嘲著自己以前有多愛面子，生病之後漸漸下修恥度，躺在急診的推床上，因腹瀉，糞便早就如土石流般爆發，想換尿布卻連屏風都找不到，當下恨不得找個洞鑽下去，隔壁病友還打趣地安慰：「我教你，下次把眼睛閉上就沒事了，我都這樣鴕鳥處理，很有效。唉，這種事就是一回生二回熟，久了就覺得這沒什麼了，命都要沒了，還管這些，無聊。」

臉部水腫將阿珠的雙眼擠成一條線，只能透過縫隙看到有限畫面，此時的她剩下感覺了，還好兒女不時會緊握她的手，或是遞上暖暖包，為掌心保留一些的溫度。我們都跟家屬一樣，期望病人能活得再久一點，但更希望活著時沒有痛苦。如果剩下的只是這些，死亡似乎比較沒有那麼令人害怕，從不敢閉上雙眼，到期待可以回家，而回家的唯一途徑就是臨終。

果然阿珠沒意外的選擇了這條捷徑，她相信親愛的家人會讓她死在家裡，血液中二氧化碳堆積，沒有垂死掙扎、沒有喘不過氣，就像是睡著般的死法，原來是種藝術，也是種福份。

02

何日君再來

每天早上，她睜眼或不睜眼的參與治療，沒有好或不好，就是任由護理師擺佈，翻身、換藥、換尿布、拍背，從來不吭聲。

問婆婆有沒有不舒服，也只是閉著眼搖搖頭，似乎沒有話想跟我們說，或是說了也沒有用。

趙婆婆是那天我從急診接上來的病人，本來以為是急診待太久了，導致她的心情極度不佳、不想說話。但幾天後，話少的現象並無改善，而血液中升高的二氧化碳濃度，她被迫戴上正壓呼吸器（BiPAP），讓寡言的狀況更是血上加霜。

不吭聲的任由擺佈

看著每天親友團接力式的探訪，不難想像以前的她是多麼的活躍，大家陪她聊著以前一起去過的國家，誰誰誰的孫子又結婚生子的，她雖然不能流暢的對答，但也是睜眼聚精會神的聆聽，不時的嘴角上揚，和平常看見的婆婆，長得好不一樣。

每天早上，她睜眼或不睜眼的參與治療，沒有好或不好，就是任由護理師擺佈，翻身、換藥、換尿布、拍背，從來不吭聲。

問她有沒有不舒服，也只是閉著眼搖搖頭，似乎沒有話想跟我們說，或是說了也沒有用。不難想像我們之間的關係如此惡劣，因為我們的出現，只會帶來壞消息。

「婆婆，吃藥喔——」

「婆婆，換藥喔——」

「婆婆，我們要來化痰了——」

「婆婆，不好意思，要幫你抽個血，檢驗一下——」

「婆婆，又到了戴呼吸器的時間——」

這些對話要如何促進護病關係，我很納悶，也不怪她都不理我們，但不代表我能接受這樣的關係，每天交班時，我總是皺眉的跟同事說：「怎麼辦，我覺得她好厭世喔，但我卻幫不上忙！」

面罩下的她，費盡全力只為禱告

那天傍晚，一走進她的病房，才發現誤闖教友用禱告圍起的結界，兩位教友及先生站在床邊，虔誠地閉眼默禱，婆婆也熟悉的閉上雙眼。

「主啊！我走在祢的完美旨意中，請幫助我調整腳步，能行在祢為我預備的道路上，並在今天讓祢更進一步掌管我的生命。」

婆婆的嘴巴動了一下。

「主啊！我要將我的軟弱、侷限和缺點都交給祢，並求祢讓祢的能力在軟弱的我身上顯得完全。懇求祢住在我裡面，也幫助我住在祢裡面。」

婆婆的嘴巴又再動了一下。這次我聽清楚了，原來在面罩底下的她，說的是「阿們」（Amen）。

呼吸速率都在一分鐘四十上下的她，就算是說兩個字，可能都要費盡全力，但她還努力跟上禱告的速度。我就在那裡站到禱告結束，才開始替她移除點滴，不希望打擾到神聖時刻。禱告結束後，接著是神職人員的開示錄音檔：「或許妳現在感覺到軟弱無力，但要相信神會帶給妳力量，進入妳的體內，幫助妳度過這道難關，再不遠的將來，我們將迎接喜樂的明天……」

醫療止步，留下愛與陪伴

病況好不好，婆婆其實心知肚明，所以早在前幾天就簽署不急救的意願書，但家屬似乎對於這樣的決定還是搖擺不定，仍然會在血壓驟降時，詢問是不是要上升壓劑；對於嗎啡止喘仍存有疑慮，臨床上許多的不急救同意書背後，存在著許多拉鋸，如何不違背病人的心願，也不會被家屬提告，考驗著醫療人員的智慧。

昨天又奉命幫她抽血接點滴，我一如往常說：「阿姨，要幫妳抽血喔！」血壓不穩的她，再加上白血球僅剩二十顆，現在的她抵抗力非常薄弱，身旁的親友都戴上口罩，希望不要讓她受到任何外來細菌的侵犯。

今天走進病房裡聽到，在她耳邊播放的聲音，不再是禱告或開示，而是鄧麗君黃鶯出谷般的歌聲——「好花不常開，好景不常在，愁堆解笑眉，淚灑相思帶，今宵離別後，何日君再來……」

無論是禱告、頌經或是歌曲，能撫慰人心都是不苦口的良藥。在末期的生命中，他們需要的其實從來都不是醫療，而是愛與陪伴。

我們進不去他們的內心也是正常，我們被拒絕也是正常，有些地方我們本來就無權涉入，本來就該醫療止步。

03

Keep it bleeding

出血跟斯斯一樣有兩種，一種是救得回來，一種是救不回來。坤叔是救得回來這種，小許則是救不回來那種。

並非頭一次遇到大出血，但每次都跟第一次一樣緊張萬分，如果剛好這麼幸運，你是發現出血的第一個人……

根據多年的工作經驗，預防腫瘤大出血最好的方法是……沒有方法。

並非頭一次遇到大出血，但每次都跟第一次一樣緊張萬分，如果剛好這麼幸運，你是發現出血的第一個人，第一步：先叫人幫忙，然後不要離開病人，出血的他，需要你的陪伴和專業的即時處置。

出血跟斯斯，一樣都有兩種

等待救援的過程中，如果看見顯而易見的出血點，先壓再說（所以聽到出血，記得就先抓手套，已內建成反射動作），當手壓在出血處的同時，眼睛也不要閒著，快速掃瞄周邊還缺少什麼，抽痰設備、生理監視器、氧氣也不要忘記給，最重要的是那個能做決定的家人，然後當隊友出現時，就可以快速請他們備妥用物。

出血跟斯斯一樣有兩種，一種是救得回來，一種是救不回來。坤叔是救得回來這種，小許則是救不回來那種。一抵達小許流血的現場，血早已噴得地上一大灘，還不停的從氣切孔洞噴出，這時候就算知道我們能做的不多，但還是得盡力救治，因為病人還沒有準備好要死去，他說：「剛剛只是喝了瓶可樂而已，怎麼知道下一秒就血流如注？」

這樣的場景，工作幾年就會遇上一次，在家屬趕到之前，大家仍然沒能停下急救的雙手，一邊壓胸、一邊還得幫忙擦掉因擠壓而噴濺四處的鮮血，就是怕家屬看到病人死狀慘烈。

很多時候我們照顧的，其實不是病，而是心。說一些話，希望家屬不要自責，說一些話，讓他們知道連醫生也回天乏術，撤掉多餘的醫療儀器，留下早就停止的心跳畫面，等到家屬到齊，由醫生慎重的宣告死亡，不需要勸他們節哀，正因哀傷是正常且重要的過程。

止不住的血，止不住的淚

但坤叔就幸運許多，雖然清晨就倒臥血泊之中，但加壓似乎讓出血量有減緩的趨勢，一邊出血、一邊輸血，兩邊進行耐力賽，誰都不讓誰。

年輕時，對於出血充滿懼怕，看到病人流血，雖然壓住流血的部位，但手中不停感受到一陣陣暖流仍不停竄出，害怕病人就在自己手裡死去，就算壓得再大力，也可能會失去他；年紀漸長之後，應付出血多了一份從容，不是不再緊張害怕，而是接受可能會失去，但只要盡了全力，相信病人也能體諒。

坤叔的血從腫瘤與臉部接合處滲出，沿著縫隙形成小河流，順著脖子在鎖骨窩積成池塘。換著一片片的止血紗布，擦掉血走過的痕跡，試圖希望找到正確的出血位置，終於在一次次更換紗布的過程中，看見了出血點，當下真的興奮萬分，因為我們有可能救活坤叔！

坤叔非常的體貼，就算出血的他，仍不停的想幫忙，要量血壓時，就自動把手伸出來，為了加壓止血點，把他貼得臉歪嘴斜，也毫不抱怨。這樣的好禮貌，也似乎是他們家的特質，總是在護理師做完治療時，立刻感激地說著：「謝謝護理師！」不厭其煩的一次又一次。

因為出血的病危，讓他在美國工作、日本念書的女兒都趕回台灣了，對於出血，他們似乎很有經驗，說著上次在家也是這樣流著止不住的血，而他們流著止不住的淚。知道爸爸生病辛苦，還要不時因為出血而擔心受怕，但又無法看著爸爸流血，而不做些什麼，一般看到這種情況，想幫忙止血是人的本能，但止住了這次，那下次呢？那如果止不住呢？

沒有人知道要怎麼做是最好，但我們知道不這麼做不好。反覆熟練地做著一次又一次，能多活一天，能多看一眼，對病人跟家屬來說都是值得，那就夠了，不是嗎？

04

急救，血淋淋的戰役

阿萬伯的個性有點古怪，如果跟他不熟的人，一定會覺得他很兇，不過其實他只是講話重音比較明顯罷了。

只是這位病人當初是我接進來的，怎麼會知道就再也出不去了……

在腫瘤科病房工作，面臨急救（cardiopulmonary resuscitation, CPR）的機率自然是高到不行，不過自認八字夠重的自己，總是鮮少遇到驚險失控的CPR場面，這樣的運氣是好還是不好，就要看你從哪一個角度著眼。

流血現場，花容失色的醫師

雖然實戰經驗不多，但基本知識和臨場反應倒是差強人意，沒想到今天只上半天班的我，卻還是參與了這場血淋淋的戰役。

阿萬伯的個性有點古怪，如果跟他不熟的人，一定會覺得他很兇，不過其實他只是講話重音比較明顯罷了。當初這位病人是我接進來的，怎麼會知道就再也出不去了。

本來就知道病況不好的他，經過幾場醫療家庭會議討論後，決定不再接受化學治療，改用緩和性的支持療法，維持生活品質，並照會了安寧團隊介入共同照護。

說好了早上要來的安寧醫師，卻遲遲不見人影，等到了傍晚，才看到她匆匆踏入病房。而阿萬伯送上的「禮物」竟是——直接流血來迎接她。不要以為醫生就不會害怕，她被嚇得花容失色，只好火速飛奔至護理站。

說起來不誇張，人可以從清醒一路吐到昏迷，可以從抱著臉盆吐，到躺著繼續吐，口中的鮮血不停冒出，將抽痰管放進去，抽出來的盡是堵住呼吸道那些暗紅色血塊。快速將可以監測的機器都擺設妥當之後，檢視病歷內沒有所謂的「不急救同意書」（DNR），這樣的情況之下，醫院處理的原則就是「搶救到底」。

此時，開始展開了一連串的CPR、插管，另一方面有人負責開始聯絡家屬，看他們之前有沒有討論過，遇到這種情況時希望怎麼處理——心跳從沒有壓到有，血壓從量不到灌到破一百，看不到所謂的喉頭三角地帶，卻也很神奇的on上了endo（插管）。

其實我的內心很害怕，因為今天上班的人，只有小安學姊與我相依為命，另外兩位是剛來不久的新進護理人員，她們還不知該從何幫起。環顧四周，還有一堆「被教導要非常積極救人」的醫生，已經想好如果還不行，就要放置殘忍的 SB tube（用來壓迫食道靜脈出血的管子）。

然而，我們都還搞不清楚，家屬到底想不想阿萬伯這麼辛苦……

遲來的DNR，白白遭受的苦難

看著阿萬伯躺在血泊當中，我們手上也是沾滿了鮮血，依然絲毫不敢停下片刻，如果家屬看到這種場面，一定相當震驚的喃喃自語：「剛剛離開前，不是都還好好的嗎？」

急救了三十分鐘後，期望看到的心跳、血壓都出現了，連血氧濃度也都上升到百分之百。此時兒子出現了，顧不得地上都是血，大聲疾呼：「阿爸，你咁有安作？（台語）」醫生向他解釋，擔心的出血風險果然發生了。

兒子說，阿萬伯早就說過不要插管、CPR這些，只是因為家屬認為簽了DNR，好像會被醫療放棄，在還沒發生事情時，遲遲不想簽署，他悔恨的說著這些考量，卻讓爸爸白白遭受這些苦難，說著說著竟難過的哭了。

最後，總算是簽下了所謂遲來的DNR，但是救也都救了，也不能把插好的管子拔掉，因為如果此刻拔除氣管內管，病人可能就會立即死去，這在法律上並不被允許。

果然還是延遲二個小時下班，回到家，除了身體疲憊不堪，心裡更是心繫著阿萬伯，覺得自己辛辛苦苦卻不是在救人，而是在傷害病人，因為沒有ＤＮＲ，我們只能幫他急救，但其實他並不想，想著想著就覺得難受。

身體的疲累，透過休息可以緩解，但心裡的累，卻無法因為休息，而覺得好過一些，我們是訓練出來完成救人的使命，但有時候卻相反的做得更多，傷害更多，這都不是我們的初衷，但現實生活中的類似事件，卻不停的在上演。

05

年關難過

病人常希望趕在除夕前出院返家，或是等過完年再住院，為的就是——和家人一起度過這輩子可能是最後一個農曆年。

沒抽到好籤的輪班人員，放棄搶車票的權利，當大家吃著團圓飯時，認份地吃著院方精心準備的除夕餐盒……

在醫院工作久了，原本鐵齒的人都不得不臣服在節氣威力之下，每當清明、端午、農曆七月或是中秋，病人的狀況就開始蠢蠢欲動，而節氣中的大魔王，就非屬農曆過年不可。

病房裡的過年

對於華人來說，過年有著無比崇高的意義，要不是情非得已，沒有人想待在醫院過年，團圓飯、圍爐、拜年寒暄、紅包、鞭炮聲……，都是春節不可或缺的元素要件，病人常希望趕在除夕前出院返家，或是等過完年再住院，為的就是——和家人一起度過這輩子可能是最後一個農曆年。

每到過年必放歌曲：「恭喜啊恭喜，發呀發大財——」跳針的旋律，對比起醫院冰冷的空調聲，以及逼逼作響的生理監視器，懸殊甚大。

沒抽到好籤的輪班人員，放棄搶車票的權利，當大家吃著團圓飯時，認份地吃著院方精心準備的除夕餐盒，也是另一種風味。

阿花阿姨就算喘得要死，尿不出來，每次問她：「確定要出院嗎？」永遠是舉起她的大拇指，喘吁吁地說：「沒—問—題——」，先生看在眼裡，盡是心疼與擔憂，我們只好遞上護理站二十四小時的專線，提醒他們如果有狀況，可以先撥電話來詢問，萬一真的情況惡化，請盡快到急診報到。

由於過年期間病人較平日少，病房會採集中管理，關掉多餘的病房，將病人及醫護人員集中在某些單位，然而阿月姨在小年夜這天，放棄了去腫瘤集中營的床位，把機會留給更需要的人，疼痛就留在嗎啡登記本上，不帶走了。

不知病情已進入膏肓的阿霞，昨天也在嘴裡被插上了氣管內管，送進了加護病房，進行更積極的處置，兒女們希望阿霞還有機會和他們再過一個年，就算是接著呼吸器也好。

病房內就剩下腦部轉移、無法控制的阿芳，重複上演著嘔吐與嗆到的戲碼，不用擔心年夜飯吃什麼，因為目前的狀況，根本無法從口進食。

沒有節氣，不再苦痛

這幾天的十二小時班，幾乎都上成十五小時，也難為了工作不到半年的學妹，臨床工作有時候有點太過悲慘，因為每天接觸到的事情，都這麼地讓人措手不及，就算準備得再好、再充份，當意外真正發生時，一樣造成不小衝擊。

看著自責不已的家屬們，其實我們都知道，就算照顧的再好，死亡還是無從避免，只能安慰家屬，至少他能死在親愛的家人身邊，死在熟悉的環境裡。

像朋友般的護理人員，與家人一起為他換上乾淨的衣服，替他闔上為了多看家人一眼，而來不及閉上的雙眼。就這樣，放下已經被腫瘤折磨到殘破不堪的軀體，進入另一個未知的境界，那裡不再有節氣，不再有苦痛，雖然沒有親愛的家人與朋友，卻已寫完他在人間的最終章。

沒有人知道，死後的世界是如何，但我們相信，一定比醫院的一切都好。

06

別了，無恙

「林小姐，妳好，爺爺他好像沒有呼吸了，我們該怎麼辦？」電話那頭傳來緊張伴隨發抖的語氣。這聲音好像是昨天才居家電訪過，那位張爺爺的家屬，不是還很開心的在吃年夜飯，現在怎麼就沒有了呼吸？

出院準備的時候，因為擔心病人在家裡可能會發生一些情況，家屬不知道該不該送病人到醫院處置，所以我們會貼心地遞上「護理站二十四小時全年無休」的專線電話，方便他們在需要時，能打電話回來諮詢。

這樣「揪甘心」的服務，並不是有專人坐在電話前，只做接電話的應答工作，而是由在護理站寫紀錄，又或者是剛好回護理站拿東西或上廁所的護理師，來幫忙接聽回覆。最怕的就是有心人士把專線當作〇二〇四在惡作劇，讓接到電話的同仁噁心感大作，遲遲無法平復。

電話中的求救聲

初二早晨，依舊忙碌的日子裡，手上拿著剛抽回來「熱騰騰」的冰塊血，急忙想要趕在冰塊融化前，送出這個緊急檢體，再趕去○九之二病房協助抽痰，他的呼吸器又在焦急的逼逼作響。

就在焦頭爛額之際，不巧地響起了一通電話，像電話答錄機一般的我，絲毫不假思索的反射性的回覆：「腫一您好敝姓林——」如果是電話禮貌測試，這種官方回應，可以拿到一百分達標。

「林小姐，妳好，爺爺他好像沒有呼吸了，我們該怎麼辦？」電話那頭傳來緊張伴隨發抖的語氣。

怎麼辦？要怎麼辦？這聲音好像是昨天才居家電訪過，那位張爺爺的家屬，不是才說要掛下禮拜的回診，不是才說爺爺回家很有精神，很開心的在吃年夜飯，現在怎麼就沒有了呼吸？

好，那沒有呼吸再來呢？應該要怎麼辦？叫叫ABC，還是O2、IV、monitor，喔！不對，還是先叫救護車好了……我對自己的自言自語，讓我沉默了將近十秒鐘，腦袋裡不知道轉了幾百圈，終於擠出這句話：「那妳幫我看一下還有沒有脈搏，順便請其他家屬先叫救護車吧！」我盡量保持冷靜，且不慌張地慢條斯理說出這些話，希望可以暫時平撫一下她緊張的情緒。

頓時，電話那頭傳來的是哭聲，孫女哽咽地說著：「大人說，不要再折磨爺爺了，不叫救護車了。」

這樣自然的離開，對爺爺是最好的，對吧？你們都清楚！

「好的，妳不要難過，其實爺爺本來就很想回家過年啊！出院那天，他真的很開心可以回家，再說你們都陪在他身邊，這個時刻是他自己選好的，讓你們在身邊陪他走完最後這一哩路。」是這樣吧？我也都會這樣安慰自己。

「林小姐，謝謝妳，謝謝妳們，住院時候對爺爺的好，我們真的很感謝，那我要去陪爺爺了，我知道要怎麼做了。」對方道過謝後，就匆匆掛上了電話。

掛上了電話，面對生命變化瞬息，內心依然感到相當震驚，相信張爺爺一路好走，有滿堂的子孫，過完心裡記掛重要的年，不用再受罪了，也替他感到欣慰。

最後的這通求救電話，他們選擇的不是一一九，而是護理站的專線，感動於病人及家屬這種信任的託付，他們也都真心感受到我們的用心與專業，直到生命的最後一刻，我們也都沒有缺席。

07 完美落下

「收」病人是一種緣分，常常過度臆測：「為什麼病人選擇在你手上往生？」我們深信病人會選擇在一個喜歡的時辰，選擇在誰的班內離開。

總之，我們都是這樣長大的……

「我們從失敗，還是成功裡學到最多？答案是：失敗。」

那麼，面對一個人的臨終時刻，什麼是成功？什麼又是失敗呢？

我們習慣用「收」這個動詞，代表病人在自己手上往生。

真的有好一陣子沒有「收」病人了，這是當我做完屍體護理，又拿到紅包袋的當下，心裡所發出的聲音，不過我的聲音在當下並不重要，因為得先重複一貫對紅包的回應：「不需要這樣，這本來就是我們應該做的！」

如果這樣的回答，仍無法順利推掉紅包，下一步是……接過紅包，把裡面的錢拿出來退還給家屬，並說：「我們收這個（紅包袋），意思到了就好了！」然後誠心地把紅包袋放在制服的口袋裡，整個態度是堅持沒有妥協的空間，然後先暫時離開。

當我踏入這裡工作時，學姐們就是這麼教的了，我們也就只是傳承而已。

家屬或許認為，不小心讓我們沾染了穢氣，理應要添紅一下，或是包個紅包壓壓驚，但對我們來說，「收」病人是一種緣分，常常過度臆測：「為什麼病人選擇在你手上往生？」我們深信病人會選擇在一個喜歡的時辰，選擇在誰的班內離開。或許是你們之前有不錯的情誼，或許是他認為你技術很好，又或許是他認為你很溫柔，不會弄痛他，再增添一絲痛苦。

在腫瘤科的好處和壞處是——「無論再喜歡的病人，或是再困難照顧的病人，都會有結束的一天！」而我們能做，也應該做的，就是讓他們盡可能的完美落下！

總之，我們都是這樣長大的。

08

抽痰，最遙遠的距離

通常病人聽到抽痰，第一個反應都是：「不要，我很好、我沒事，痰我自己咳得出來！」開始一連串「我健康到可以出院」的表述。

我只好跟他保證，自己動作相當輕柔，不會放太深，殊不知抽痰就是得「快、狠、準」，輕柔動作最終仍不敵抽吸時的粗暴感受……

抽痰算是護理工作入門款的技術，挑個喜歡的孔洞，可能是鼻孔、口腔或是氣切管，把抽痰管溫柔地放進去，按下壓力閥邊抽邊往外拉，完美。

只是用說的，似乎感覺不到這個技術何難之有，但實際操作起來，確實不是這麼簡單的事。

胸腔裡頭滾燙的聲音

通常會在聽完他雙側的呼吸音後，再深深嘆一口氣，語重心長地告訴他：「剛剛的聽診發現，胸腔裡面的聲音有多麼滾燙，裡面藏有多少的細菌，正在攻擊你所剩無幾的肺，而胸腔的X光片肺有多麼的白無法透光……」

再來，就是跟他保證，自己動作相當輕柔，不會放太深，殊不知抽痰就是得「快、狠、準」，輕柔動作最終仍不敵抽吸時的粗暴感受，但有我們這樣溫暖的言語，似乎心門也半開了。

當他終於點頭示意後，再來就是顯現護理師真功夫的時刻，當抽出很多痰的時候，一定請病人看看這樣的斬獲，肯定他剛剛辛苦的配合非常值得，而抽痰前喉頭的咕嚕聲，也一併進了痰液收集袋，病人就不會因痰卡在那上上下下，而咳個不停。

聽得見，卻抽不到？

善後也是很重要的一環，完事後的聊聊天，同理抽痰過程中的不適，以及解釋剛剛說好的溫柔，為何變成粗暴的理由，有時候會抽張衛生紙，幫他擦擦眼淚和鼻涕，像是說著：「好了好了，沒事了！」

喜歡和同事討論某些病人難以抽取到的痰，小安無私地分享，從他的左臉頰可以伸進去抽，也不會流血；阿蓉則是喜歡先抽一邊鼻孔，刺激咳嗽後，再順著進入鼻腔通氣管（nasal endo）抽；而我最不喜歡從鼻子抽痰，如果不小心戳到流血，又會自責不已，所以我都鼓勵病人咳嗽時，再順著咳嗽的節奏進入口腔抽痰。

最怕病人因用力咳嗽或喉嚨刺激，而連帶發生嘔吐，所以記得抽痰時盡量避開進食後的一到二小時，不然因嘔吐又造成吸入性肺炎，那就真的是越幫越忙了。

總歸來說，都比不上護理師心中最遙遠的距離——「一直聽到痰聲，卻抽不到它」，那般的困難啊！

這些話斷斷續續從阿瑋太太的口中，拼拼湊湊地說了出來。

我沒當過人家的太太，實在很難體會那是種什麼樣的心情，把先生當作弟弟來照顧，年輕時替他打上領帶，生病時幫他穿上尿布，都是希望讓他體面得體……

09 哀傷的女人

最近身邊真的是圍繞了太多哀傷的女人，或許在腫瘤科病房裡工作，所看見的悲傷，總是比快樂多上太多了。

哭，與專業無關

其實，今天的阿瑋不是我手上的病人，但前幾天還是。

前幾天就發現阿瑋太太的哀傷，聽著她說著與阿瑋的過去，還不小心偷偷掉淚，被她虧說：「我以為妳們對這種事情早就麻痺了！」或許以前總是認為在病人或家屬面前掉淚，好像有失護理專業形象，現在卻覺得同理心，就是希望能感同身受，那麼當然也會真心覺得難過、心疼，就像是影集《實習醫生》（Grey's Anatomy）裡頭的對白：「如果死亡不能讓你動容，讓你更謙卑，那你根本不適合做這份工作！」

哭，只是一種在難過時，正常生理表現而已，與專業度絕對無關。

我說：「這是一條生命，對生命怎麼可能會麻痺？」又或者應該說：「如果麻痺，就該帶著最後僅有的一絲人性離開這裡！」

她告訴我，阿瑋是他們家族裡面最帥的一個，身材高壯挺拔，又身為保家衛國的警察，真的非常迷人。就是喜歡抽菸、喝酒、吃檳榔，以前開車時，只要開口勸他不要酒駕，管你後面是不是還載著小孩，右手一拳立刻擊向胸口，那種痛真的是痛入心裡，現在想起來都還很怕。

她一邊說，一邊還用手扶住胸口，好像那瘀青久久一直沒能散去。

「但現在呢？看到他躺在那裡，唉，能計較些什麼呢？」那一口嘆氣也好長好久。

「叫他包尿布，也是跟我抗議很久，直到一個晚上起來五、六次，突然某天早上，他不知道哪根筋不對，就突然跟我說：『不然試試看好了！』我知道他也是心疼我的辛苦，現在我都把他當成弟弟在照顧。」

這些話斷斷續續從阿瑋太太的口中，拼拼湊湊地說了出來。我沒當過人家的太太，實在很難體會那是種什麼樣的心情，把先生當作弟弟來照顧，年輕時替他打上領帶，生病時幫他穿上尿布，都是希望讓他體面得體。

學習照顧一位超大尺寸的嬰兒

聊到一半，突然聞到一股不太好的氣味，阿瑋太太立刻彈了起來，看著阿瑋說：「你是不是大便下去了？」這是要有多少默契的累積，才能在還沒開口前，就察覺到需求。

協助更換尿布時，她拿出的不是濕紙巾，而是兩條毛巾，但阿瑋解的是不成形的糞便，我承認當下自己確實顯露出束手無策的窘境，我問了她：「為什麼不用濕紙巾？」她說：「那些有太多化學物質了，毛巾比較乾淨，而且熱熱的應該比較舒服。」

我勉強被說服了，就跟著她洗著一次又一次的毛巾，暖暖的毛巾確實比起冰冰的濕紙巾來得舒服。其實她真的很努力，在學習怎麼照顧一位超大尺寸的嬰兒，用自己的方法，重新學習照顧這件事情。

那天下午，放射科醫師前來訪視，勸阿瑋做放射線治療，以減緩腫瘤壓迫導致的疼痛不適，但他堅持不再做任何治療。我從他的眼神中看到了不捨，他捨不得再這樣治療下去，妻子還要被自己折磨多久……

不再治療的阿瑋，果然在幾天後，面臨這輩子最後的宣判，今天他的身邊多了其他兩位生命中重要的女人——老媽媽與女兒。

阿瑋太太說，老媽媽似乎和兒子有心靈感應，這次知道兒子住院後，自己包計程車特地從南部上來探望，還是免不了上演白髮人送黑髮人的肥皂劇劇情。

當遺體護理時，我替阿瑋移除身上多餘的管路時，老媽媽突然坐在旁邊的椅子上唱起了「哭調子」：「我兒啊，你怎麼——就這樣作你去——留下我——一個人——孤單在這裡唷——」

病房裡，沒有熟悉的念佛機跳針似的佛號，只有老媽媽自己哼著哭調子，宣洩著悲傷。

10

苦難的意外收穫

病人已經呈現意識昏迷狀態，無助的住院醫師口中念念有辭。

本來已經安排好，明天要進開刀房做氣切手術，預防呼吸道因腫瘤阻塞造成呼吸困難，怎知病人已經等不及的想要大口呼吸。

「學姊、學姊，我的〇九之一要CPR了！」學妹慌張的叫著。

在病房工作到一定年資之後，只要一有狀況就無法缺席，因為醫療照護是個團隊工作，急救時需要發揮團隊默契，將急救的成功率提升到最大值。

意外之後，喘氣之前

每次聽到這樣的呼喊，腎上腺素像是早已被制約式的噴發，快速趕至〇九病室內，迅速評估現場狀態。

此時的病人已經呈現意識昏迷狀態，無助的住院醫師口中念念有辭，彷彿這些都不該是他來承受的；另外一位同事熟練地在聯絡麻醉科醫師，因為病人是舌癌，過去做過多次的放射線治療，導致口腔至頸部的肌肉組織嚴重的纖維化，根本就張口困難，更遑論要從嘴巴放置氣管內管。

本來已經安排好，明天要進開刀房做氣切手術，預防呼吸道因腫瘤阻塞造成呼吸困難，怎知病人已經等不及的想要大口呼吸。

我手裡壓著甦醒球（ambu-bag），看著病人的血氧濃度緩慢的攀升，心裡才慢慢冷靜下來。

學妹非常慌張，因為這是她第一次遇到急救現場，又是她自己的病人，我親眼目睹著她的慌張，以及醫師的怨天尤人，更覺得自己應該冷靜的處理，密切監測病人的生理變化。先疏散焦急的家屬，讓他們在門外等候，這時候能告訴他們的只有：「我們一定會盡力搶救！」因為這一切發生的太過突然，再說現在是在醫院裡，沒理由也沒立場不盡力搶救。

麻醉科醫師來了之後，值班醫師趁機逃離這個失控的局面，評估一番之後，認為病人在這樣不穩定的狀態下，送進開刀房的風險過高，於是決定直接在病室內進行氣切手術，還好最後順利完成。血氧濃度終於不再漂浮不定，氣道建立之後，病人終於可以大口呼吸，不再受到腫瘤的侷限，說幾來短短幾行文字，卻花上我們一個小時在搶救一條生命。

狀況穩定之後，我跟病人的太太幫他清潔身體時，瞄到太太眼眶泛紅，口裡直跟我們道謝，看到病人睜開眼那一剎那，扎實地感受到醫療工作的偉大之處。

搶救一條痛苦的生命？

腎上腺素果然很重要，讓人處於一種無敵的狀態，生理上產生爆發性的能量，足以應付許多大場面。

然而打完仗之後，還無法停下腳步休息片刻，因為其他病人被耽誤的治療，還是要繼續進行，雖然他們都很貼心地不敢打擾正在搶救生命的我們，但不表示他們沒有不舒服，直到也把其他的病人安置妥善，最後才輪到我們自己喘口氣。

有時候，慶幸自己身處一個幸福的單位，身邊都是有默契的朋友，就算面對大風大浪，大家都是一條心，也趁著這次的經驗，替學妹上了一堂急救實體課程，還有重要的評估概念，如果能早點察覺異狀，或許有些突發狀況都是可以避免。

沒有人喜歡急救，但不知道意外什麼時候會發生，只能做好萬全的準備，迎接任何的可能。當然，也沒有人希望這樣的壞事發生，更何況是病人自己。

醫療的上限還是很大，如果只是維持生命徵象，一般來說都是做得到，但有意義的急救和沒意義的急救，決定的是生活的質量。

有時候，對病人來說，救活卻是另一種苦難的開始，站在醫護人員的角度上，我們就是搶救一條被救活，但會被怨懟的生命，因為痛苦可以預期。

我們所付出的努力，一切都是為了保護病人，讓病人在醫院感到平安，雖然不喜歡意外，但意外往往不意外的帶給人們成長。

11 華麗的開場

一聽到關鍵字「流血」反射動作——戴手套以及奔跑，趕緊抵達現場。

沒讓我失望的阿姨，大腿早已泡在血水裡，血沿著床邊一滴滴直落地面，鼠蹊部如湧泉般的出血點正活躍著，根本無法思考，只能先用雙手緊壓著。

在主治醫師不查房的假日裡請假，不僅是住院病人，也是假日值班人員的小確幸。

昨天還在盤算著託粽子節（端午節）的福，今天會有多少病人請假，一想到都會不自覺的嘴角上揚，還很擔心上班會沒有病人可以照顧，只能杵著頭發呆，不過這樣的幻想，其實在腫瘤科病房根本是癡人說夢，一切的美好都只存在想像中。

拜託，我還不想死！

一大早就聽說，秀秀姨鼠蹊部的腫瘤開始出血，向來和出血腫瘤有不淺緣分的我，果然今天是負責她的主責護理師。

交班時，夜班同事說暫時壓住了出血點，那麼應該……還好吧！但是沒有什麼應該不應該，會發生的就一定會發生（莫非定律）。還在興高采烈準備迎接美好的端午節早晨時，就是那聲刺耳的護士鈴將我拉回到人間——「又流血了！」秀秀姨的兒子驚恐的喊著。

一聽到關鍵字「流血」反射動作——戴手套以及奔跑，趕緊抵達現場，沒讓我失望的阿姨，大腿早已泡在血水裡，血沿著床邊一滴滴直落地面，鼠蹊部如湧泉般的出血點正活躍著，我根本來不及思考，只能先用雙手緊壓著。

腦袋裡終於頓悟了，夜班同事說的 Seasorb（止血棉）沒有用的道理，這根本不是涓涓細流，幾乎可以說是小湧泉的源源不絕，感到手掌心一陣陣的暖流，隨著脈動 pumping 就知道早上根本不用想離開這張床了。但光靠我一個人的力量實在薄弱，團結力量大，於是採取車輪戰應戰，我、阿佳（護理師）、小羊醫師（值班實習醫師）、念念醫師（假日值班醫師），以及我最可靠的戰友莉婷（護理師），連秀秀姨的兒子也」give me a big hand。

除了壓，完全別無他法，就算是蓋上了 Surgicel（止血纖維）也是徒然，只要雙手一拿開，血就不斷地滿溢出來，只能靠著白紗布染紅的速度，來判斷血流的速度是否趨緩。在我們壓迫止血的同時，秀秀姨也沒有閒著，不斷的哀嚎哭喊，還要一邊跟我們道歉不是故意要叫這麼大聲的——「不過，實在是好痛喔！」

除了送她嗎啡（Morphine）針劑之外，真的不知道還能怎麼讓她覺得好過一點，當她看著血不斷湧出，感覺得到她的害怕與心驚，不停懇求著我們：「拜託救我，我還不想死！」

屈指一數的奇蹟

在腫瘤科那麼久，其實認真說來，我們沒有救起過任何一條人命，早晚終究難逃一死，就算是插了管進入加護病房，能成功出院回家的奇蹟，真的是屈指可數。

奇蹟的出現，當然還必須配合天時、地利還有人和，就在我們壓得有點沮喪的時刻，來了一通救命電話，是心導管的醫師願意試試看可否能用栓塞止血，算是困境中的一道曙光。我們緊握著手中僅有的一線希望，雖然線可能隨時會斷掉，但無論如何都得試試看。

小羊醫師跪在病床上，用全身的力量壓住出血點，我們就出發衝刺到心導管室，只為了想辦法救她，通過傳說中陰氣沉沉的景福通道，不停地在心裡默念：「好兄弟滾開，她想活下去，不要抓走她！」終於是平安抵達，手中的倒數計時器似乎停了下來，還來得及沒有爆掉。

當一陣忙亂結束後，走回病房已經是十一點，手上的病人還好有其他同事幫忙掩護，讓我得以專心處理秀秀姨。每當這個時候，內心都會相當激動地想發表感謝宣言：

感謝三鳳照顧十床病人（包括我的病人），整個很罩；

感謝阿佳雖然哀哀叫，還是幫忙接了新病人；

感謝家帆學妹雖然只是半個人力，但還不到三個月的年資，卻有著幫忙的勇氣；

感謝跪在床上，全程壓著出血腫瘤的小羊醫師，雖然他覺得很威風；

感謝一直被我們騷擾的值班念念醫師，雖然很忙碌不堪，但食慾還是異常得好；

最後，感謝最佳戰友莉婷，一直被我使喚，做不好還要被我罵……（哎呀！看看我多不會說話，妳怎麼會做不好呢！）

故事的結局是，秀秀姨很堅強，她挺過來了，雖然有兩顆肉粽（被包起來的腫瘤）裹在她的鼠蹊部。

這故事告訴我們一件很重要的啟示，就是「節氣大魔王」真的很可怕，還有，不要存有不切實際的幻想，以為自己命很好，永遠都是個幸運女孩。

12

亂

曾有病人坐在床上，緊抓床欄，不停尖叫搖晃，彷彿病床是台雲霄飛車失速衝撞；有的本來不太能行走的病人，狼人上身後，快速步行直直衝往門禁玻璃門，大聲咆嘯的：「放我出去　你們都給我滾遠一點」……

連續三天夜班，每天晚上都有病人輪流扮演狼人，不用見到月圓即可變身。

明知道跟他說道理沒有用，也知道騙他躺下後，大概只能持續三秒鐘，但接到護士鈴的呼喚，仍得一次一次的走過去，因為怕會不會他在混亂的過程中發生危險，可能會毆打照顧者，或是自行下床跌倒。

病房中，上演諜對諜

新來的學妹芝庭用無辜的雙眼看著我：「病人常常會這樣嗎？好像精神科哦！」

「對啊，我是不是說過腫瘤科豐富轟了。鈣（Ca++）高會亂、阿摩尼亞（NH3）高會亂、有的病人感染發生會亂、瀕死也會亂，當然有精神科病史也可能會亂，而亂起來的樣子也都不一樣。」

曾有病人坐在床上，緊抓床欄，不停尖叫搖晃，彷彿病床是台雲霄飛車失速衝撞；有的本來不太能行走的病人，狼人上身後，快速步行直直衝往門禁玻璃門，大聲咆嘯：「放我出去，你們都給我滾遠一點」；一直在床邊上上下下根本小兒科，綁架戲碼也是層出不窮，不停上演諜對諜的劇情——「你們都是派來要殺我的，這裡才不是台大醫院」，或是低語在我耳邊說：「小姐，我看得出來妳是好人，可以幫我報警嗎？」

事後回想，跟他們的對話真的覺得好笑，但當下卻是一點都笑不出來，尤其是看到病人把尿管直接拔斷，認真覺得「如果他給我一拳，我肯定會黏在牆壁上」！更悲情的是，往往在交班時刻，都不知該從哪一段情節開始描述起，辛苦的扶上扶下，最後只剩下：「好，反正目前就是躺在床上，我們班內沒有發生跌倒」，然後看著他白天睡的跟小 baby 一樣，覺得晚上到底為誰辛苦為誰忙。

護理師不可承受之重？

前一陣子，看到有個孩子在網路上說著自己認為「護理師」的樣子，影片的內容大致上多是詆毀護理工作，因為認定自己的阿公在醫院遭到怠慢，而使用了許多不雅文字，甚至以「輸卵管」來指稱護理師，或是貶低護理工作用「手天使」這般的戲謔方式。

不感到生氣是不可能的事，這絕對不是「護士」、「護理師」的稱呼正確與否，而是看待這個行業的眼光，或許有人覺得「點滴沒了很嚴重」，但可能同個時間「有人的氣都要沒了」，醫療人員被教導分辨優先順序，在同一個時間對不同事件需要排序，這跟先來後到無關，只跟生命會不會發生危害有關。

就算這個亂放話的孩子，最後被肉搜出來阿公住在哪家醫院、哪間病房，但因為我們是醫療專業人員，不會因為他個人無知的言行就進行報復。也不是因為交不到男友或是不喜歡結婚生子，實在是輪班日夜顛倒不利家庭運作，別人的放假日，我們一定要有人上班。有時候想想，她們的男友或是老公是不是也很可憐，感情是不是也容易生變，還要被無聊人士拿來當笑柄？

常常有人會同理我們：「妳們工作很辛苦吧！妳們是不是都沒時間吃飯？」聽到這樣友善的關懷，不自覺感到欣慰，但隨後想想，其實許多工作都很辛苦，卻不像護理師這樣有機會被高調關注。

選擇了這份工作，並且肯定護理的價值，其實是至今仍走在這條路上的主要原因，正因這是一份既可助人，又可以賺錢的職業，如果不是因為輪班會影響健康，其實有很多人都還會繼續留在崗位上奮鬥。

如果你有幸翻到這本書，讀見這篇文章，內心感受到護理人員的絲毫辛勞，下次有機會被我們服務時，請給我們多一份體諒、少一點批評，因為我們也是這樣照顧著病人，一起練習當個體貼的人吧。

13

不要不要，落下頷

病人的不要，我想不是全部的藥物都不要，我的理解是：「如果是『增加痛苦的』不要，但『能減緩不適的』可以！」

因為秉持著最好的支持照護（best supportive care, BSC）的理念，讓我們可以在「不要」裡面看見需求。

「病人的下巴掉下來了！」這護士鈴傳達的是什麼意思？是病人很驚訝的意思嗎？我摸不著頭緒地邊戴手套，邊小跑步趕過去。

咦，下巴掉了？

拉開圍簾，只見到她張著大嘴，還試圖要跟我「ㄚㄚㄚ」的溝通，我猜可能是在說：「在家時，偶而也會這樣！」先生則坐在陪病椅上，把報紙緩緩放下，不疾不徐地告訴我，他們如果自己推不回去，就會去找附近的牙科診所幫忙。

於是，我先用紗布協助固定掉下來的下巴，拖著下巴、繞過耳後，在頭頂打個蝴蝶結，竟感到有些可愛。請她先半坐臥靠著，後續就照會牙科醫師來協助復位。

早上被交班時提到這個病人，一入院就說自己不要積極處理，當然包括激進的插管、電擊、壓胸，還有化療，特別的是連重放軟針也不要。但由於腹腔癌症廣泛侵犯（peritoneal carcinomatosis）吐個不停，進食量少，連電解質都嚴重失衡（K 3.0、Ca 1.4、Mg 0.5）。

「可以幫她補一下電解質嗎？」我忍不住問了住院醫師。

「她不是說什麼都不要嗎？」他卻有點不高興地說，但還是幫我開了想要的醫囑。

病人的要與不要

病人的不要，我想不是全部的藥物都不要，我的理解是：「如果是『增加痛苦的』不要，但『能減緩不適的』可以！」

因為秉持著最好的支持照護（best supportive care, BSC）的理念，讓我們可以在「不要」裡面看見需求。

病人已經受夠這些癌症所帶來的折磨，住院期間，每每看到我們就都「不要不要的」，因為身為專業的醫療人員，應該要花點時間深入理解「不要」的意涵，尊重她的不要，然後提供她不知道她能要的，不然她也不會來急診，最後還落到我們手上。

我也沒有覺得醫師這樣說有什麼不對，對住院醫師而言，這裡是「毛很多」的腫瘤科病房，住著許多「沒有頭髮，但毛很多」的病人，只要熬過這個月，他或許永遠就不用再踏進這裡，要他們在一個月內落實ＢＳＣ似乎挺為難，因為光處理主治醫師交代的事務，就已經忙到快翻過去了。

一旦住進這裡，病人永遠不可能免除生理上的病痛，但我只希望，心理上能讓他們不要覺得被放棄。

落下巴復位了，還是又掉了下來，但第二次、第三次，我們都更有經驗與能力去處理它，隨時隨地都能落實賦權（empowerment）的概念，而非口號或空談。

14 誰才是神經病？

美玉這次又住院了，在家就因為莫名的抽搐，把嘴唇都咬破了。

時不時會聽到病友的砲聲隆隆，攻擊他們是神經病，瘋了才會這麼失控，但看在我的眼裡，其實大家都很瘋，也都一樣失控。

美玉託血尿的福，已經榮獲本病房常客的頭銜，和她的先生吵架，也不是什麼大新聞，每次為了要更換雙Ｊ導管（Double J ureterocatheter, DBJ），或是進行經皮腎造口術（Percutaneous Nephrostomy, PCN）就是一場混戰，不是跟泌尿科醫師吵架，就是已經送病人到開刀房門口，然後臨陣脫逃。

一次又一次瘋狂的舉動，我們都歸咎在——因為她有精神分裂症（schizophrenia）啊！

全面失控，大家都很瘋

那次大選前，因為一個政治敏感話題，她先生跟隔壁床的家屬吵得很兇，讓假日的寧靜添加了幾分色彩。

其實我真的不在乎病人是藍是綠，只希望大家好好的住一起，乖乖的就好。

為了平息戰火，當天就讓美玉和先生轉到較安全的兩人房，雖然時不時還是會聽到病友的砲聲隆隆，攻擊他們是神經病，瘋了才會這麼失控，但看在我的眼裡，其實大家都很瘋，也都一樣失控。

看在別人眼中，或許認為美玉的先生對她很兇，一直威脅要讓美玉去安寧病房（雖然我不覺得這有什麼好感到威脅，去安寧病房也很好啊！），但如果仔細觀察下來會發現，其實他對美玉的照顧無微不至，畢竟精神科病人有時候真會讓人抓狂，如果不是她先生，那誰要幫她清理腸造口（ostomy）裡的糞便，還不需戴上口罩及手套。

美玉這次又住院了，在家就因為莫名的抽搐，把嘴唇都咬破了，送進醫院後，目前也只能進行症狀處理，因為腫瘤已轉移到腦部，導致不正常放電，但能打的化療藥物都已經宣告無效。

身上除了口腔內的血塊之外，由於凝血功能異常，再加上過低的血小板，讓尿道口排出大量的血塊，先是尿管被推擠了出來，接踵而來的就是雙側的ＤＢＪ，也出現在尿布裡。

或許美玉真的累了，她不想帶走這些東西，希望我們幫她拿乾淨，清除完ＤＢＪ之後，血塊真的就沒有再蜂湧而出。先生則是默默站在一旁，問著她：「妳確定要這樣，妳真的不要我救妳？」手上拿著筆，卻遲遲簽不下那張不急救同意書。

原來，大家都有病？

美玉沒有再醒過來跟先生吵架了。

那間病房變得非常安靜，安靜到我們甚至無法確定，她是不是還呼吸著？

先生也不用再去幫她張羅三餐，也不用每兩個小時清潔腸造口，因為她已經無法進食，只能透過點滴維持每天所需營養，甚至尿液也因腎衰竭過分的少。

幾天後，美玉在先生的陪伴下離開人世，先生異常冷靜，溫柔地提醒著她要往菩薩那裡或是光亮處走去，擔心精神分裂的她，在最後一段路仍會迷失方向。

或許因為他們是神經病，所以不會追著我們立刻協助更換尿布，不會每三十分鐘按一次護士鈴，只為報告血壓數值；不會在每一次抽搐完之後，不停追問為什麼？反覆聽著一百零一個答案；更不會在我們面前，說著別的病人家屬有多醜陋、多討人厭。

也就是如此，我們更應該主動協助他們，提供應給的應做的照護，維持應有的舒適，在現行醫療服務業的訴求下，我們身為第一線的醫護人員可說身受其害，當然我們必須照顧病人的身心靈，但也只是希望被同等的尊重與對待。
沒有人可以無私的犧牲奉獻，還要接受無謂的指控與投書，我想大家都有病吧！
真的，心裡都生病了，卻沒有病識感。

【蒙太奇】

病房外的長鏡頭，存在與死亡的模糊界線

沒人知道死後世界，但我相信一定比醫院好……

PART 3

More than a job，關於愛的延續——

我之所以為護理師

護理人員最好是住海邊，這份工作註定必須管很寬，才能讓你的病人和家屬無比安心。

01

More than a job

面對死亡，我們從來都不選擇消極逃避，而是積極應戰，或許結果都是難逃一死，但讓家屬回顧死亡前的歲月，是難過自責？還是溫馨祥和？完全取決於護理照護。

你要說我高估護理的價值，我會告訴你，這是不爭的事實。

「喂，你好，我是台大醫院腫瘤病房的怡芳！」我例行性的詢問著。

「我知道，他剛剛已經很平靜的離開了（哽咽）……大概到家安頓好之後的十幾分鐘，就……」電話那頭的女兒聽起來頗為傷心。

「嗯——」不知道自己該如何回應這樣的傷心，才算適當。

「謝謝妳這幾天來的照顧……讓他可以安詳的離開……」女兒倒吸一口氣，說了感謝。

「不會，這是我們該做的，妳要好好保重喔！」我用官方回應作為句點。

只想……盡力做好

草草掛上電話，還是很難理解這樣的電訪追蹤意義何在？臨終自動出院（AAD）的病人，護理師必須二十四小時內追蹤返家後的情況，在這樣的時間點去打擾喪家，強迫他們告訴我們病人到底死了沒，這樣是否有實質上的意義呢？

如果病人沒有順利到家，在半路就死亡，那麼醫護人員心裡的自責，誰又會來關心？先不論醫院這樣制度的用意，哪一位醫護人員會不願意完成病人最後的遺願——回家？為了成全這樣的心願，必須小心觀察病人的任何變化，瀕死症狀、生命徵象變化……，除此之外，還要注意家屬是否都已見過最後一面，重要家人是否陪在身邊、醫院離家多遠、預估返家的車程等。

We are not a God, but we try to do our best!

我們假借上帝之手，告訴對方家人：「就是這幾週了」、「就是今天了」等等，維持生命徵象的同時，還要兼顧嗎啡的用量，減緩疼痛與喘，就是為了可以留最後一口氣回家。

病人瀕死前，家屬不斷重複問著類似的問題，很像鬼打牆，看穿問題的本質，簡單來說就是：「他真的要死了嗎？」此時，必須溫暖但堅定的讓他們知道，死亡無可避免，重要是剩下的時間要怎麼過，是憤怒，是自責？要逃避，還是要陪伴？要道謝、要說愛、還是要吵架爭執？時間都是一樣在走，選擇浪費或是珍惜，取決於自己！

昨天一大早有段小插曲，讓我出門做治療之前，心裡酸暖了一番。

一個熟悉的臉孔站在護理站外頭，只是靜靜地看著我，沒有刻意呼喚，等我忙完手頭上的事，才向我輕輕地招招手。

實在想不起這是哪一床的家屬，她告訴我，謝謝我過年前對她爸爸的照顧，雖然爸爸還是離開了，但我陪了她走過那段難熬的日子，過了一些時日，才有勇氣走進這裡向我道謝。

她眼眶裡盡是強忍住的淚水，我拍了拍她的肩膀，接下了她的卡片和特地準備的小禮物。等她走後，我和同事一邊討論，才回想起是哪一個病人、哪一位家屬。

關心，比海還寬

那段照顧時間並沒有很長，但我記得，那時的她確實因為一些不切實際的期待，被我邀約至走廊上進行會談。

談話過程裡發現，原來醫師並沒有告訴他們病情有如此的不樂觀，但告知病情不是護理人員的職責範圍，我們不能透露太多關於疾病的進展，或是還有沒有治療計劃，但我們卻必須進行死亡準備的護理措施。

我們能因醫師沒有進行病情告知，就選擇不採取下一步的行動嗎？答案當然是不行！

然而，要如何不宣判死亡，卻替他們做死亡準備？個人的小祕訣是（學妹快拿筆記本抄下來），在聽完她述說感受後，我通常會說：「依我多年的工作經驗，或許治療對很多這樣的病人來說，不完全是最好的選項，他們身體太過虛弱，有可能引起白血球功能低下，導致敗血性休克，最後反而因治療而間接造成死亡，不是被腫瘤殺死，而是死在感染。治療和副作用，就像是化療天平的兩端，當病人身體不堪負荷，化療的副作用往往大於治療的效果，那麼這時候還要積極的治療嗎？還是化療看起來更像是積極的自殺行動？」

面對死亡，我們從來都不選擇消極逃避，而是積極應戰，或許結果都是難逃一死，但讓家屬回顧死亡前的歲月，是難過自責，還是溫馨祥和？完全取決於護理照護。

你要說我高估護理的價值，我會告訴你，這是不爭的事實。

如果你待過腫瘤科，就會知道一天二十四小時，醫師待在床邊的時間平均是三分鐘以內。然而當你需要的時候，按下那顆紅色按鈕，護理師會在三分鐘內出現，馬上試圖解決你的問題。無論是痛、喘、無以名狀的不舒服，還是說不出來的呻吟，也不管是否無法下床、屎尿拉了一整床，還是盜汗、全身濕透，得趕快更換衣物等，很多不是藥物和醫療可以解決的問題，只是需要有人在你身邊，有方法的協助家屬一起解決當下最困擾的問題。

所以，護理人員最好是住海邊，因為不管是不是住海邊，這份工作都將註定必須管很寬，才能讓病人和家屬無比安心。

02

不見新人笑，只見舊人哭？

腫瘤病房裡的新舊更迭，堆積到了端午節，似乎會開啟一場無形的競賽。大家不需划著龍舟，也會有載浮載沉之感，而競賽中總有人會先行脫隊，提早拔得頭籌，但也有人划了很久，似乎離終點總是差了那麼一點距離……

每年到了四、五月總是異常有感，不知跟清明節氣是否相關？而且到這個時候，似乎多了很多新面孔，少了一些老朋友。

腫瘤病房裡的新舊更迭，堆積到了端午節，似乎會開啟一場無形的競賽，大家不需划著龍舟，也會有載浮載沉之感，而競賽中總有人會先行脫隊，提早拔得頭籌，但也有人划了很久，似乎離終點總是差了那麼一點距離，當然今年也不例外。

老朋友哀嘆，新面孔驚慌

站在走廊備藥，耳邊不時傳來一陣一陣哀淒的哭聲，可能是〇三之一的奶奶，也或許是〇五之二的阿姨，我問她：「阿姨，妳怎麼這麼悲傷，一直哭？」她哭著說：「我也不知道，嗚嗚嗚，有好一點了啦！嗚嗚嗚……對不起，我真的不是故意一直哭——」，下一秒又接著說：「這裡都沒有電視，嗚嗚嗚——」

我問她想看什麼電視，阿姨說最喜歡看韓劇，但是現在生病了，生病不能看韓劇，生病要乖乖的生病，只能躺在這裡，阿姨一樣是嗚嗚嗚著說，看來韓劇的歐巴好像真的很能撫慰人心。

另一位病人，則是不停地把氧氣罩拿下來，問我：「還要等多久才真的會死？」我揮揮手，示意他把氧氣罩戴好，看著他鼓鼓的氧氣罩，我歪著頭問：「你真的都不怕？」他閉上眼搖搖頭，然後向太太揮揮手，這已經是他這幾天以來，第N次向家屬道別。

「不用擔心，那會像睡著了一樣！」我摸摸他的光頭。

下班前，他舉起右手向我敬了禮——禮畢，但我沒有回禮。

新面孔們的旁邊，總是充斥著一堆比病人還要焦慮的家屬，無論走到哪，他們總是會設法找到我們，然後戒慎恐懼的詢問：「護理師，我媽媽說她頭很暈，這樣正常嗎？」我試著和緩自己的語氣：「嗯！剛剛有說過，這是止吐針的副作用，先躺著休息一下喔！」

「小姐，有人這樣一直叫的嗎？這樣我們晚上要怎麼休息啊！」○五之一的家屬終於受不了，向我們抱怨。

「不好意思，她因為疾病的關係，無法控制自己的情緒。」（一旁〇五之二的家屬不好意思，噓噓噓的跟〇五之二阿姨說：「媽媽，我們叫小聲一點啦！會吵到別人啦！」）

「Hello，點滴好像沒在滴耶！妳可以來看一下嗎？」

「HI，好啊！我過去看看喔！」

死之將至，說愛要及時

Fresh（剛診斷）有兩種，一種是末期的初期（early stage），另一種是末期的末期（end of life），這位準爸爸阿寬正是後者，末期肝癌的生命末期。

小孩目前三十五週，還安穩地躺在媽媽的肚子裡，但爸爸一入院，就被宣判剩下的生命要以半天來計算，看來小孩或許無緣見上爸爸一面。

端午連假沒有安寧團隊、沒有主治醫師，連安寧病房的圖書館都沒開，只有一群熱血但忙碌的護理師，在坐下來喘口氣的同時，還要進行腦力激盪。

本日的題目是：「如何不說破死之將至，但又可以替這個爸爸向小孩說愛？」腦海中不停播放過去看過的電影，翻找相關片段，想參考電影都怎麼演，寫信、錄音、錄影……，到底他能做到什麼？想做什麼？

有了上次無法及時協助少年向媽媽說愛的警惕，這次決定放手去做，不要再有遺憾。

於是，找來腫一聲優玥萱姐姐，為我們進行繪本導讀的旁白，以及腫一娃娃音小天后毓瑩，擔任熊寶貝的配音，這位準爸爸就扮演熊爸爸的角色。

完成了第一部「因為拔拔愛你啊」繪本導讀的錄影，送去給準媽媽當胎教的音樂，也很感謝兒癌病房借給我們兒童繪本，不然成人病房真的很難生出這種充滿童趣的書籍。

本來以為錄製過程會充滿哀傷的氣息，我還偷偷練習上次 youtube 影片李奧納多傳授的「不許眼淚落下來的小技巧」，直到結束，居然完全沒有派上用場，大家都很投入在角色當中，各司其職。

唸完故事之後，大家很有默契的一起拍拍手，雖然沒有觀眾，但我們知道，看戲的對象會是那個重要他人，他會知道爸爸用盡最後的一絲心力，也要在他的人生中替他說個故事，然後跟他道晚安。

雖然每天上班有著做不完的事，說不停的話，下班後精疲力盡，但總覺得自己是在做對別人生命有意義的事，於是備感欣慰。

雖然不是每次付出都能得到回饋，也不是每次努力就會擁有收穫，或許支持自己的力量，並非來自外在，而是內心單純想這樣做，然後做，心安理得。

03

非關信仰

阿忠的脖子因腫瘤侵犯破了個大洞，每次打開傷口，果蠅便盤旋四周，久久不肯離去。

有人希望這樣活著嗎？我不知道，但我知道我不想……

我相信冥冥之中，有股力量在每個人的心中，任何形式都好。對於死亡，感到無比貼近，卻不夠真實。看著病人來來去去，留下的是許多辛苦的回憶。

多活一天，多算一天？

沒有人希望苟延殘喘的活著，只是為了維持無謂的生命徵象，要求家屬看破這一點，真是非常困難的一件事，對他們而言，有呼吸、心跳就代表還活著，多一天是一天。

堅持CPR，要電要壓，積極版DNR，假的DNR，抽屜裡的DNR，在臨床什麼都可以有變形版本。醫護人員要能尊重任何形式的選擇，不做任何批判，至少不能說出口。

曾經被質疑：「尊重病人及家屬決定」的官腔說法，家屬處於醫療資訊弱勢的狀態，該如何做出適合的選擇？但我們也處於個人家庭價值觀的弱勢，如何給予正確的醫療抉擇，提供判斷或是建議？

阿忠的脖子因腫瘤侵犯破了個大洞，每次打開傷口，果蠅便盤旋四周，久久不肯離去。有人希望這樣活著嗎？我不知道，但我知道我不想。

每天準備換藥前，先將其他病人安頓好，再請同事幫忙留意一下，因為踏進阿忠的房間，進去到出來至少是三十分鐘起跳。

也許有人會問：「腫瘤的味道是什麼？」有點像牙周病的口腔異味，或是食物腐敗的臭味；「那腫瘤看起來像什麼？」表面凹凸不平，但血管密布，侵蝕的組織露出肌肉及骨頭，有的甚至可以看到穿越頭頸的鼻胃管，或是跳動的動脈。

其實，我很怕幫腫瘤傷口換藥，因為病人會痛，然後又必須打開清潔，再覆蓋上新的敷料，最害怕的當然是誤觸腫瘤出血地雷，一旦血流不止，又得進入急救的循環。

尊重信仰，配合演出

阿忠的傷口就是容易出血不止的那種，無論有沒有換藥，但因為妻子與姊姊的堅持救到底，我們得一次又一次地將他從鬼門關前搶救回來，因為他們相信，師父可以透過電話唸咒施法幫忙止血。所以，在出血需要人手的當下，還要多出一隻手握住手機，放在靠近出血位置的正上方，打開擴音，讓阿忠可以清楚聽見師父的聲音。

當阿忠心跳停止的那一刻，大家演出消極版的ＣＰＲ，因為不希望用力的按壓，讓他七孔流血的離開，關掉多餘的水份，減輕每天替他補充過多體液的罪惡感。

太太依然無法接受阿忠的離開，在他的耳邊大聲斥責：「我不許你離開，小孩還那麼小，怎麼這麼不負責任！」捶打著已經水腫的肢體，留下許多憤怒的印記。

「夠辛苦了，大家！」我在心裡默默地說。近三個月的煎熬，在此時此刻就要暫時劃下句點，或許家屬思念的煎熬才正要開始，那個部分我們不會看見，但不代表不存在。

有的可以在住院的過程中學會放手，讓心愛的人離開，有的可能永遠學不會，我們該做的，不是強迫他們接受，而是配合演出。

不贊成也不反對，但絕對尊重。

04 病房華爾滋

短短不到百米的距離，卻接連跌了三次跤，最可怕的一次，還是欣欣從計程車出來時，因為雙腿無力，整個壓垮司機大哥。

看到跌趴在路旁的他們，門口警衛也趕快衝出來支援，但兩個壯漢就算使盡吃奶的力氣，也無法將她抬離地面五公分……

對跳舞一向不在行的我，卻常常在病室內與病人共舞，協助他們轉位坐輪椅時，總是得先：「來，左腳先來，對，右腳跟上！」

沒有優美的旋律，也沒有整齊的舞步，只有下肢無力的他們，不停抖動的步伐，預防跌倒的不倒翁高掛床頭，提醒著邁開的每一個腳步。

使盡力氣，一起嘆氣

欣欣是一位氣質很好的英文老師，沒有乳癌病人共有的焦慮緊張，如此正向面對生命的她，卻也有難忘悲慘的一天。

她說，那天真的是跌跌撞撞才來到病房，短短不到百米的距離，卻接連跌了三次跤，最可怕的一次，還是從計程車出來時，因為雙腿無力，整個壓垮司機大哥，看到跌趴在路旁的他們，門口警衛也趕快衝出來支援，但兩個壯漢就算使盡吃奶的力氣，也無法將她抬離地面五公分。

她說，醫院門口人來人往，許多眼睛都向她投以不可思議的眼神，似乎在驚呼：「怎麼會？一定是很重，才會連兩個大男人都抬不動！」她驚恐的回憶著，並自責的說：「都是我太胖了（掩面）！」

腫瘤壓迫到她的脊髓，讓她下半身近乎癱瘓，只花了不到一天的時間，治療了幾天之後，雙腿肌力總算從〇分勉強進步到二、三分（滿分五分），就算雙腳都有三分，仍然只能平移，無法對抗重力。

未婚的她，身邊只有一位瘦弱的老媽媽，前陣子還因為意外骨折受傷，突然意識到返家照顧可能會是個大問題，和主治醫師討論後，決定照會復健科醫師。

復健科醫師前來訪視時，告訴她一個壞消息和一個好消息，壞消息是要回到原本走來走去的樣子，可能是機會渺茫，而好消息是，假使持續這樣下去，殘障手冊可能可以申請到中度甚至重度的級數。

欣欣苦笑著轉述給我聽，反問我：「所以這樣我應該覺得高興嗎？」我不知道該怎麼回答她，只好學她嘆氣。

皆大歡喜，與生命共舞

由於曾經歷過悲慘的一天，從那天起，她就下定決心不再離開病床，但為了申請巴氏量表，還是需要三個月內的近照，趁這個機會，我們想把她挪下床。

一開始她極度抗拒，鄙視的看著我說：「妳知道我幾公斤嗎？我真的會壓垮妳喔！」但我也不是省油的燈，告訴她——我技巧多好，同事群有多少壯漢，絕對不會重演悲劇，她終於同意了，但褲子被我們拉破，壯漢還是閃到腰。

思考了很久，參考了國外搬運的影片，羨慕他們有許多設計精良的小道具，但我們不能因為台灣沒有進口這些物件，就當作停滯不前的藉口。於是，找到願意協助製作的縫紉高手（莉婷媽媽），我們將腦袋裡的構圖輸出成實品，製作出「好運褲Ｎ Ｏ. １」，在褲子的側邊和後面縫上牢靠的把手，並加寬褲底，緩衝搬運時上提用力，宛如被阿魯巴的感受，測試結果皆大歡喜。

病人擁有除了病房裡的風景，現在還多了花園的陽光，老媽媽感激地向我們道謝，還惋惜的說：「腦筋這麼好，應該去當設計師，做這個工作太浪費了！」我聽了真的是哭笑不得，職業並無貴賤，而是人帶著偏見去投射價值。

每份工作都有輕鬆與辛苦，每個領域都需要被好好發展，曾有學者說：「決定一個人的行為，不是人格特質，而是情境。」我相信每個人都擁有屬於自己獨特的人格特質，當然護理職場也是。

如今媒體的大肆渲染下，令人感覺護理職場充斥著許多負能量，好像此地不宜久留，但真是如此嗎?至少，我在臨床上看到許多正向的力量，感人的故事，來自許多用心工作的醫護夥伴們，或許這些默默付出，終將不會被普羅大眾看見，但我們從來也不是為了被看見而做。

這曲生命華爾滋，為了病人，為了自己，將繼續的舞下去。

05

真相的意義

那天下午，她突然叫住我，問了關於癌症分期的概念，我洋洋灑灑地說著，從書本上所學到的那些專業知識，不等我說完，她突然尖叫並大哭——

「所以我是末期囉！怎麼會這樣，你（先生）都騙我，都不跟我說——」接續著一連串完全負面的想法……

前一秒還沉浸在做好事的氛圍中，下一秒則對於自己說出的話自責不已。

小蘭是南投人，熟悉的口音，讓我們見面就很有話聊，旁邊的先生靜靜的看著報紙，卻沒有錯過我們交談的任何內容。

罹癌宣判，宛如刑求

跟其他剛診斷的病人一樣，歷經幾個月的「逛醫師」（doctor shopping）之後，選擇在這裡落腳下來。

盡可能的找關係，經可靠友人介紹，來到某位出名主治醫師的診間，門診時間裡，她臉上無不掛著兩行淚珠，聽著醫師說出的字字句句，字裡行間無不宣判著她的刑求——「大腸癌、肺臟轉移，必須先進行十二次的化學治療」。所以，安排了住院，來到我的管轄範圍。

肚子上開過刀的蟹足腫，光是撕開膠布，就要花掉我們十幾分鐘的迂迴，她目光盯著我手上的力道，另一隻手則是伺機在旁，不時的要我停一下，休息一下，嘴上一邊訴說著這幾個月受到的苦痛，傷口是如何的合了又開、開了又合。

我同理她的緊張跟擔心，這也並非第一次換藥超過半小時，於是寫了張單子，請先生到藥局購買對付蟹足腫的妙方，和特殊的抗敏膠帶，再來進行傷口護理。

透過專業接觸，我想我們建立了不錯的互信護病關係，所以她很喜歡追著我問問題。對於面對疾病、與疾病共存的概念，也是在談話中慢慢的釋放出這樣的訊息，談話結束後，她很感謝我對她做的說明，表示雖然震撼，但或許真的和自己的冀望有落差，因為在腫瘤的概念中，「控制」一向比「治癒」來得實際，過高的期待，反而容易對治療失去信心。

那天下午，她突然叫住我，問了關於癌症分期的概念，我洋洋灑灑地說著，從書本上所學到的那些專業知識，不等我說完，她突然尖叫並大哭——，自言自語的說著：「所以我是末期囉！怎麼會這樣，你（先生）都騙我，都不跟我說——」接續著一連串完全負面的想法，伴隨著失控的哭叫。

當下，我站在旁邊解釋再多，也都無法改變現狀，早已收不回剛剛說的那些專業知識。隔壁的婆婆也趕緊跑來，打算一起幫忙滅火，當然無功而返，我決定停止解釋，讓她好好的哭一場。

了解太少，說得太多？

退出病房的我，腦袋裡想的，都是剛剛說過的字字句句，還有關於「真相告知的藝術」，我想我對她的了解太少，卻說得太多，其實我也很難過，跟發錯藥一樣的失誤，無法原諒我自己。

和學妹交完班後，我推著治療車出去做下午的治療，走到陽光會客室，看到一位老病人，也是年輕的大腸癌女性，因為之前就跟這個病人很熟，索性坐下來，與她聊了聊疾病剛診斷時的心情：

當然很難接受，我都嘛每天在家哭，等哭累了，想想還是要去住院做化療，別人也幫不了我什麼。

從開完刀到現在，我的生活都跟醫院息息相關，來做治療，我也不希望給家人太多負擔，都自己一個人來，自己一個人回去。

兩年多了，幾個月前，這才發現，原來當初醫師跟家人說只有六個月的時間，我聽到時真得很開心，覺得好像賺到了，我也很感謝醫師沒有在我面前說出這些殘忍的事實，讓我有信心，一直傻傻的做著治療。

「當初我問許大夫：『我很嚴重嗎？』許大夫很幽默，反問我：『妳不是有領到重大傷病卡？』於是，我就笑了。」隔壁婆婆接著分享自己的經驗。

關於說話的藝術，我想我還需要好好的觀察跟學習，如何不直接回答問題，卻給了答案，留下思考的空間，讓她自己想通。真相告知雖然重要，但絕對不是平鋪直述。

傍晚又有機會進到她的病室，因為化療打完了，當我正在移除點滴管路時，手背接到了她落下的淚珠，她小聲地說：「對不起，下午嚇到妳了！」

「我沒有嚇到，我只是擔心妳，希望妳還是要回來接受治療，給我們一個機會，和妳一起面對癌症，在這條路上，妳不是一個人孤軍奮戰，我們都會在這裡和妳一起，好好照顧自己好嗎？」我們盡釋前嫌般地相視而笑。

再次退出了病室，這次，我不再自責。

06

堅強，只存在想像之中

我哭，不是可憐阿嬤的處境，是難過自己的渺小與無能，無法儘早阻止這一切的發生，誰想要被搶救回來的餘生，是與呼吸器朝夕相處？只能慶幸身邊有一個最懂她的外勞 Wadi，會在她這麼狼狽的時刻，還替她把頭髮梳理整齊，堅持替她戴上她最喜歡的金色手錶……

總覺得自己可以很超然地處在一個剛好的位子，與世界上的一切人事物保持微妙的距離，不多不少。

無論這樣的關係，帶給別人什麼樣的眼光，對我來說，這樣最安全也最不傷心，試圖用不正經取代認真看待，試著用不在意替代關心，久了，也就真的以為自己毫不在意，毫不傷心。

愛鬥嘴，卻再也發不出聲音

Wadi 是阿葉嬤的外傭，他們相處很微妙，阿葉嬤嘴巴很壞，常常會碎念 Wadi，叫她不要把越南那套拿到台灣來，他們時常鬥嘴，但阿嬤回家也只要Wadi照顧，她說：「她才知道我喜歡吃什麼！」但怎麼知道，阿葉嬤根本回不了家，肺癌的她，因為一次不小心嗆到後，呼吸變得急促、人變得沒有精神，再也無法再數落Wadi，還插管進了加護病房。

Wadi要我去加護病房（ＩＣＵ）看看阿嬤，我一直都很想去看她，上次才和同事一起去ＩＣＵ看過，我很驚訝自己怎麼可以全身而退，沒掉一滴淚。

我想，這次我也可以如上次般的瀟灑，笑笑的跟阿嬤說加油，然後轉身離開吧。

跟著Wadi一起走進阿嬤在ＩＣＵ的房間，誰知道今天的她這麼清醒，對我擠眉弄眼，拉著我的手。知道她有好多話要跟我說，但切了氣切的她，儘管嘴巴張得再大，也發不出半點聲音，只能無奈的皺著眉頭。

上天若要懲罰一個愛說話的人，讓他生不如死的方式，就是切氣切，嘴巴動個不停，卻沒人知道你想做什麼、說什麼，最後只剩下簡單明瞭的手語指令：「喝水」、「尿尿」、「痛」。

阿葉嬤搖頭嘆氣的那一刻，我再也忍不住哭了出來，如果不是身上的制服，別人或許會以為我真的是她的孫女。阿嬤拍拍我的手背，示意要我不要哭，那一刻，我真的委屈地哭得像個小孩。

原諒我，無法旁觀生死

我知道屈服在這樣的醫療體系下，百般的無奈不會只發生在阿嬤身上，插管前，不止一次告訴我們不要急救，千萬不要插管，她不想活得那麼辛苦，該給家人的錄音檔都已錄製完畢，心願已了，她覺得自己可以離開了。

還記得，那時候鼓勵她錄音給家人，阿嬤還一副興致缺缺，覺得這樣做根本沒有意義，默默地把錄音筆收進抽屜裡，以為又是自己的一廂情願。

但某天巡房時，發現圍簾裡傳來 Wadi 的笑聲，原來她跟阿嬤正在進行錄音工程，阿嬤在學孫女娃娃的哭聲，她要她不要當個愛哭包，因為會被笑。我沒有拉開圍簾，躡手躡腳的悄悄退出。

就在她喘不過氣的那一刻，因為來不及討論是否簽署 DNR，按照標準流程，還是得替她插了管，送進加護病房。

我哭，不是可憐阿嬤的處境，是難過自己的渺小與無能，無法儘早阻止這一切的發生，誰想要被搶救回來的餘生，是與呼吸器朝夕相處？只能慶幸身邊有一個最懂她的外勞 Wadi，會在她這麼狼狽的時刻，還替她把頭髮梳理整齊，堅持替她戴上她最喜歡的金色手錶，讓一切似乎假裝還能 by her clock。

幾天後，阿葉嬤轉出普通病房，因為家屬決定簽署了那張遲來的ＤＮＲ，看到阿葉嬤回到病房，心裡其實百感交集，越是喜歡的病人，越是無法照顧她，擔心自己的過分涉入，不小心跨越了那條醫療專業的界線。

她讓我想到我的阿嬤，也是嘴巴很壞，批評總比稱讚多，但在她拍拍妳的頭時，又感受到阿嬤的關愛。

我常說，腫瘤病房的護理工作有時候太讓人難受，在我們這樣的年紀得面對許多生死議題，或許與我們無關，但根本無法置身事外。

我想我的心不夠強壯，肩膀不夠寬大，還是很愛哭，我也只是個三十幾歲的孩子罷了。

07

麻木不仁

我討厭悲劇，但工作上卻不得不接觸到悲傷的愛情故事。

我討厭鼻酸，鼻酸後接著就是掉淚，痛哭失聲的我，無法好好的送他們走完最後一程。只好學著堅強，學著微笑說再見……

做完遺體護理，走出病室，常常聽到家屬的疑惑：「妳們都不怕喔！應該都習慣了。」口罩下微笑著，眼眶中盈滿的淚水又吞了回去。我想，這是大眾對護理人員的認知。

討厭鼻酸，只好學會堅強

怎麼會習慣？怎麼會不難過？怎麼會不害怕？怎麼會？

在你面前斷氣、闔上眼的是一個人，一個曾與自己有過對話互動的人。每天或許只是打打招呼，聊聊生活，聊聊身體上和心理上的不舒服。就在一瞬間，來不及好好道別，就這樣深深的睡著了，不需要再醒過來受苦——

看著一對對的戀人活生生被死亡區隔，亡者牽掛家人，在世者不捨失去摯愛的他（她）。含淚道別，無盡的思念，豈是三言兩語可以說盡？

妻子對先生的依賴，在先生過世之後，她得學習堅強面對往後的人生，那雙大手已逐漸失溫。先生對妻子的依賴，在妻子過世之後，走過街頭巷尾，手心裡少了一些溫度。一直以為兩個人退休後，可以去很多地方，一起白頭偕老。

小孩看到爸爸不像以前健壯，心裡的巨人被困在床上動彈不得，站在旁邊不知道該前進，還是後退。

我討厭悲劇，但工作上卻不得不接觸到悲傷的愛情故事。

我討厭鼻酸，鼻酸後接著就是掉淚，痛哭失聲的我，無法好好的送他們走完最後一程。學著堅強，學著微笑說再見，學著安慰，學著擁抱，學著放棄。

疾病折磨得他們不成人形，僅留有最後的一絲尊嚴，不孤單的離開這個世界。愛他，就要放手讓他自由，在癌症的拘禁下，他失去了一切，但沒有失去愛與被愛。這是僅有的，也是最珍貴的。感謝這樣的職業，讓我有特權參與那麼多本來不屬於我的溫暖與感動。

08

倒數計時

「星期天的計劃呢？不出去玩太可惜了！」先生趕緊幫腔：「我都可以喔！只要妳願意，天涯海角我都會帶你去！」

體貼的大夜班，早就將點滴早早掛上，不浪費在醫院的一丁點時間，行程滿檔。早上十點鐘已經備好人車，接送阿姨回到熟悉的老地方，那個地方叫做家。

「滴答、滴答、滴答……」當醫師宣布生命只剩下幾天的時間，你最想做什麼？

首先，可能需要花上一點時間快速經歷——「否認、震驚、憤怒」的三階段，至於每個階段是多久，依據個人特質而有著很大的差異，也不見得都可以順利進入最終階段——接受期，甚至昇華變成——坦然放下。

死期，該由誰宣判？

到底最想做的是什麼？最想完成是什麼？最想見到的是誰？

對於只有一具殘破軀殼的癌症病人來說，最常聽到的答案是：「回家！」回家包含的意義很多，熟悉的環境、熟悉的家人，還有安全感。

本來以為只是到醫院做做檢查、抽抽血、打打點滴就回家，怎麼知道還有包括死期宣判這件事。

誰要說？誰該說？誰去說？說出：「生命只剩下不到一週的時間，你有沒有心願未了？」誰敢說？

她先生問我，我們有沒有專業的人可以幫他們說，他真的說不出口，站在病房門口都是等著擦乾眼淚，眼睛比較不紅，有辦法微笑以後，才敢踏進去的先生。我知道在最愛的人面前，真的一句話都說不出口。那麼，不如換個角度來想，一定要說嗎？說了，就可以不遺憾嗎？

星期六天氣晴，兒子找來了化妝師、專業攝影師，在病房的花園裡拍攝全家福。

麗華阿姨的臉，因為黃疸顯得有點蠟黃，還好抹上粉之後，看起來氣色好多了，刷上睫毛膏，換上紫毛衣，今天的阿姨真的是非常漂亮。把中心靜脈導管盡可能的固定在衣服裡，感謝當初馬醫師精湛的技術，把它放置在鎖骨下的位置而非脖子上，才能讓我們把它藏得這麼好。

一切看起來和醫院沒有什麼牽連，就連輪椅都要挑選沒有點滴架的形式。陽光底下的這家人，看起來閃閃動人，十分耀眼。

不去天涯海角，我們回家！

到了晚上，我試探性地問麗華阿姨：「那妳星期天的計劃呢？不出去玩太可惜了，浪費了好天氣！」她看了先生一眼，先生趕緊幫腔：「我都可以喔！只要妳願意，天涯海角我都會帶你去！」

還好他們最後只是選擇回家一趟，而非天涯海角。

體貼的大夜班，早就將點滴早早掛上，不浪費在醫院的一丁點時間，行程滿檔。早上十點鐘已經備好人車，接送阿姨回到熟悉的老地方，那個地方叫做家。

此時，夫妻倆像是在菜市場，殺價般的討價還價返院時間，最後敲定晚上八點前回來醫院報到。雖然我們的嘴上答應得乾脆，但心裡也是掙扎了許久，畢竟黃疸指數十五、血氧濃度九十三到九十五%，出發前仍不停反覆確認安全評估，是不是足夠？還是很擔心地趕緊遞上護理站電話，希望如果有不舒服，還是要打個電話或提早回來。

時間來到晚上八點半，看到麗華阿姨和先生手牽手害羞的走進來，笑笑地說：「不好意思，因為高速公路塞車，不然我們早就回來了！」

我們很有默契地相視而笑，因為他家在高速公路不會經過的台北市區內，我接著說：「對啊！假日高速公路車子真的很多，沒關係，回來就好。」看到她安全歸來，這才放下一整天心裡高掛的大石，終於可以安心的下班。

或許我們必須承擔安全責任，但是這一趟海角天涯，很快樂、很滿足，就十分值得啊！

09 無法割捨

將纏繞外層的燙傷紗布取下，先聞到令人不適的臭味，往內看見裡面的腫瘤傷口不斷滲出黃綠汁液，乾痂、脫屑，以及凹凸不平的皮膚表面，在手上形成一區一區的小火山口，噴發出不定時的血液岩漿，每天只祈禱今天不要有任何的火山爆發……

最近兩次所進行的屍體護理（body care）都是乳癌末期，並擁有大傷口的病人，面臨腫脹肢體，在清潔、換穿衣服時，光是搬動就需要耗費很大的力氣。

不知道她們是看上我什麼？可能覺得常打羽球的我，擁有傲人的黃金右手，足以承受起這些重量，但我得慚愧的承認，其實還是拉傷了自己的斜方肌。

腫脹難題，幻想自己是千手觀音

身上的大傷口，往往因為血管密布且佔據前胸後背，無法透過手術切除，腫瘤只好停留在病人身上共生共滅。

還記得，菜鳥的自己非常害怕碰觸這樣的病人，不只是傷口令人畏懼，還有在病人身上嗅到的腐肉味，同時與無望感融成一氣，總是令人難以承受。

直到現在，都還能清楚記得，第一次照顧擁有這樣傷口的病人名字，像是烙印在腦中形成連結，無法斷裂。

那位阿姨因為化療施打小紅莓（Doxorubicin），所以光禿的頭頂，總是戴著各式各樣的頭巾，阿姨會在臉上畫點淡妝，讓氣色看起來比較好，感覺得出很喜歡打理自己。

但過分腫脹的左手，總是在第一眼就抓住大家的目光，沒有合適的衣服可以容納那隻ＸＬ的左手，只剩下ＸＬ的 T-shirt 可以包容。彈繃下的左手，也同樣令人印象深刻，將纏繞外層的燙傷紗布取下，會先聞到令人不適的臭味，往內看見裡面的腫瘤傷口不斷滲出黃綠汁液，乾痂、脫屑，以及凹凸不平的皮膚表面，在手上形成一區一區的小火山口，噴發出不定時的血液岩漿，每天只祈禱今天不要有任何的火山爆發。

每日例行的換藥，對護理人員和病人來說都是折磨，總是要挑個良辰吉時，全心全意地把時間和精力投注其中，緩慢且輕巧地撕開身上舊有的敷料，如果移除敷料時沒有血流如注，就會覺得感激，如此敏捷的訓練下，讓我們擁有一雙穩定的雙手（steady hands）。萬一運氣不好，邊撕邊流，就會幻想如果自己是千手觀音，也許更能從容面對。

但世事豈能盡如人願，在壓迫止血的放空過程中，深刻體會到，人真的是血肉之軀，很多事情急不得，尤其是給腫瘤傷口換藥。

辛苦的活，直到承受不了

日復一日，每天都要重複面對這樣的難題，每次換完藥，還得細細檢討今天的失誤，努力記下地雷區，明天得更小心應付。

對護理人員來說，苦難在病人出院時能暫別，但對病人來說並不是，苦難一直都在且無法割捨，只有死亡，才會真正的結束。

我常常在想，為什麼她們願意這樣辛苦的活著，答案是「愛」。她們擁有愛她們的家人，雖然受苦，同時間感受到愛，似乎能減緩苦難。

在執行屍體護理時，替她們擦乾淨身體，把腫瘤用潔淨的紗布覆蓋，那些傷口再也冒不出鮮紅的血液，像個虛弱的惡徒，一點也不嚇人，也唯有這個時刻，我們才能盡情地翻動並碰觸患肢，而病人也不會因此發出痛苦的哀嚎。

替她們套上乾淨的衣服，居然感覺眼前的人有點陌生，原來這些病人不穿日常衣服很久了，原來她喜歡這樣的款式，原來這是她喜歡的顏色……

儘管自願簽署不急救意願書（DNR），但癌末病人其實沒有一位是真心求死，實在是活得不成人形，直到再也承受不了。

那些原本無法割捨的，就留在醫院的病床上不要帶走了。

10 感謝函

「我勸妳還是戴手套會比較好，因為別人碰我都會戴手套！」貼上這樣標籤下的他，不知道已經有過多少不好的就醫經驗，不友善的眼光。

無論是ＨＩＶ、同志、受刑人、老師、教授、立委、明星，在我們的面前，就只有一個身分「病人」，沒有人該享有特權，或是該被歧視對待。

病友致謝的感謝函，三不五時會由院方轉寄而來，然而更多病人家屬喜歡當面跟我們道謝，順便送上各式各樣的小點心。

無論哪種形式，都能感受到這份真心誠意，謝謝我們在他們最脆弱的時候，伸出溫暖的手，當然可以說這是工作職責所在，當護理師就是一份輕易日行好幾善的職業。

粉紅心事，善意的提醒

那天上班閒暇之餘，打開了電子郵件，是封制式的電子謝卡，由於他感謝的內容描述仔細，一下就想起他的臉孔。

阿宏是個愛滋病（ＨＩＶ）患者，愛滋病是透過血液接觸傳染，具備基本的醫學常識，根本不覺得這樣的病史有什麼好大驚小怪，對我來說，就如同是糖尿病或高血壓一樣的慢性疾病。

那時候，我正帶著新人，一邊教她如何接新病人，一邊替阿宏執行身體評估。當我伸手要幫他量血壓時，阿宏突然往後縮了一下，張大眼看著我，測試性的問我：「要不要帶個手套再繼續？」

被這突如其來的問題愣了一下，以為他是覺得護理師工作的手很髒，就用酒精乾洗手，搓洗了一下雙手，繼續剛剛未完的工作。「我勸妳還是戴手套會比較好，因為別人碰我都會戴手套！」這下終於聽懂他的顧慮了，換我用堅定地語氣回答：「只是幫你量血壓，不需要戴手套啊！如果要幫你抽血，我就會戴手套！」

撕掉標籤，我們並無不同

等我們在裡面的工作告一段落後，他仍不死心的追到走廊。

「我剛剛是想提醒妳，我是ＨＩＶ！」小聲地在我耳邊說。

「我知道啊！但你手上沒有傷口，不用戴手套量血壓啊！」我也小聲地回應他。

「對啦，但很多人都很在意，我以為這是醫院的ＳＯＰ！」他更狐疑了。

「我們是專業人員，會保護我們自己，你不用擔心。」我笑笑地跟他說。

後來，我收到一封輾轉過來的親筆信：

腫瘤醫學５ｗ１病房

親愛的院長：

因為本人為特殊病患，於肛門口及上方有傷口，時常疼痛難耐，一般的護理人員，都是給藥膏，讓我自行塗抹，林護理師不只關心詢問狀況、問及塗抹狀態，而是多次戴上手套，親自為我抹藥，怕我疏於塗藥膏，影響傷口療癒。

因為我本身是ＨＩＶ患者，別人避之唯恐不及，唯獨林怡芳護理師，細心照顧，推己及人，當患者為自己的親屬般的照料，且不僅為人仔細、小心、溫暖、盡責之外，更有一副好脾氣，即使病人不舒服或不快，而語氣大聲時，她也不生氣，不急不徐的照料和解釋。

如遇到問題而有疑問時，她也不吝相教，耐心講解，竭盡所能的幫助病患，讓我好生感佩！

敬愛的院長先生：良好的醫護人員是值得貴院的鼓勵與嘉許的，多麼希望貴院能繼續培養出如此優秀的醫護人員，那將不妄為最優良的台灣第一流醫學醫院，而將造福更多病患及其家屬，在此衷心期盼，感謝，感恩！

讀完信後，心裡的心疼大於感動，貼上這樣標籤下的他，不知道已經有過多少不好的就醫經驗，不友善的眼光。無論是ＨＩＶ、同志、受刑人、老師、教授、立委、明星，在我們的面前，就只有一個身分「病人」，沒有人該享有特權，或是該被歧視對待。

但我們確實會對可愛的病人好一點，人跟人的互動，本來就是雙向，你對我好，我也會自然而然地對你好；但你對我不好，就盡量不要讓負面情緒影響到照顧的本分。

那天一個譫妄（delirium）的病人，不經意脫口：「我覺得我腦子越來越不清楚，再這樣亂下去，出櫃都有可能。」他是一個在美國工作的年輕男子，因為肝癌診斷返台治療，旁邊照顧他的是台灣的家人。

我真的不介意病人的出櫃，只希望在他生命最後的那幾天，身邊陪伴的是那個專屬的王子，而不是躁鬱的哥哥，整天只會叫你閉嘴，把罹癌歸因於同性戀傾向。

對於同志友善的就醫環境，還有很大的努力空間，這樣好不好，讓我們一起支持婚姻平權的法案，為了我、為了妳、為了他，也為了她！

11 夜行動物

夜班，才可以和同事盡情的交換心事；夜班，才有時間好好了解病人的病程；夜班，才可以把交班單全都變成自己的文字；夜班，才可以沉澱心情……

其實我一點都不討厭上夜班，相對於白天的吵鬧，夜晚的寧靜倒是很珍貴。當然，有時候也會出現不平靜的夜晚，因為這裡是醫院、這裡是腫瘤科。

沒說，不代表不需要

那天深夜，無意聽到學妹說了一句無心的話：「這個病人是ＸＸＸ嗎？」

我說：「應該不是吧！」

學妹說：「是喔！這種病人都長得好像喔！頭都抬不起來，我們其實也看不清楚……」

他們不是故意不把頭抬起來的，實在是因為腫瘤壓得只能低著頭。口水、鼻涕也會因重力不斷的流出，家人只能不時遞上衛生紙，也想不到什麼更好的方式。

病人喉嚨有著氣切，無法說話，還是試圖用寫字來與外界溝通。

可能自己太久沒有見到這樣的病人了，對於這些畫面，心裡還是有點難受。

於是，告訴自己，盡可能地在為他做治療時，多想一些，多做一些。

即使沒說，也不代表不需要。

第二個家，享受夜班風景

夜晚的病人總是顯得特別可怕，尤其是睡覺會翻白眼的，或是腦部存在腫瘤的病人，總是讓人忍不住多看一眼。

然而，看著每個病人可以安心的睡去，在這樣陌生的環境裡，無庸置疑是種信任關係。雖然上班的生活日夜顛倒，還是讓自己享受這樣的工作氣氛，晚上的醫院，多了一份的陰森，對於怕鬼的我來說，膽量也越來越大。

或許是因為熟悉的環境，醫院已經成了第二個家，總是有人會關心妳，今天有沒有睡好、有沒有吃飽、是不是失戀，就算是上著社交隔離的夜班，還是可以感受到被關心著。

夜班，才可以和同事盡情的交換心事；夜班，才有時間好好了解病人的病程；夜班，才可以把交班單全都變成自己的文字；夜班，才可以沉澱心情……

看著天色微亮，卻有點難過，因為不屬於我的白天即將到來，看到陽光就得閉眼睡覺。

12 病床三景——愛、言身寸、心

當嚥下最後一口氣的時候，再多說的一句，都是多餘。

那麼，在還來得及的時候，讓我和你說說，癌症病房裡的一千零一夜，好嗎？

愛

當嚥下最後一口氣的時候，再多說的一句，都是多餘。

應該早一點介入，應該多給一點疼痛控制，應該早一點 sign DNR，She（He） couldn't wait……

她靜靜的躺在那裡已經一百多天，再也等不及任何的好意，如果死亡就可以停止疼痛，我想，所有被疼痛所苦的病人，都會毫不考慮的 say yes！

但是，為什麼他們還願意選擇活著？

——為的是讓每天默默陪在身邊的家人，還可以看到他們。

因為愛，所以勇敢。

是嗎？是吧！

言身寸

做完晨間治療（morning care），無法發聲的病人，急急忙忙地在床上用手指不停寫著字。

拿了張紙、筆給他，他寫下了：「言身寸。」

兒子即刻翻譯：「他想跟妳說謝謝！」

這下，換我臉紅了。

「不會，不會啦！」趕緊轉身拉上圍簾。

沒想到，向我們說聲謝謝，對他們來說，也是一件急迫且重要的大事。

心

（半夜病人按了護士鈴，想要打睡覺針——）

阿姨：「可以請妳打慢一點嗎？我好怕哦！」

我：「好啊！沒問題。」

阿姨：「好想握妳的手喔！可是妳的手要打針對不對？」

我：「ㄜ，對啊！好了快睡覺喔！」

（清晨進去病室量體溫）

阿姨：「昨晚真的謝謝妳，我就是常常會覺得很怕，心慌慌的。」

我：「呵呵，妳比較嬌嫩哦！」

阿姨：「人家才沒有勒（躺著跺腳——）」

阿姨：「那妳說故事給我聽。」

……

那麼，就讓我和你說說，癌症病房裡的一千零一夜，好嗎？

13
誰

一旦醫師宣告死亡那刻起，似乎切斷身上與病人緊緊繫著的那條線，誰都不再重要，你只剩下自己，和一堆狀況外的親戚，說著幫不上忙的言語。

誰都知道「生老病死」乃人生必經之路，但也常常再次追問：「那麼為什麼是現在？為什麼要那麼早？」

死亡準備，我想時間應該永遠都不夠，永遠都差那麼一點點。希望過完父親節、希望過完年、希望看到兒女結婚、希望含飴弄孫……，願望會一個接著一個延續下去，永遠都存有下一個期待。

死前準備，時間永遠都不夠

那天〇七之二的先生鼓起勇氣，告訴了病人關於肝功能、膽色素的抽血報告。

我問他：「病人有很難過嗎？」他說：「沒有，我比較難過，可能是我邊哭邊說，他還安慰我！」我拍拍他的肩膀，我知道，他很想掉淚，但是社會對男人的要求太過嚴苛——男兒有淚不輕彈。

回家也好，回到熟悉的環境，坐在沙發上看看電視，看看家人。去喜歡的餐廳再吃過一輪，再為家人做一頓飯，只要能回家做什麼都好。

預約了下一次住院的日期，我們都知道不是為了下一次的療程，我們都知道下一次再見面，會是什麼樣的情境，心照不宣。

當病人過世之後，就再也不會有人叫你是誰誰的先生（或太太），在醫院裡面，家屬對我們來說，只是病人的附屬品，透過病人，我們才認識彼此，共同的目標就是讓病人好起來（任何形式）。

留下故事，我會記得你們每一個

一旦醫師宣告死亡那刻起，似乎切斷身上與病人緊緊繫著的那條線，誰都不再重要，你只剩下自己，和一堆狀況外的親戚，說著幫不上忙的言語。

病人知道你放不下對他的依賴，偷偷的寫好遺囑，安排好後事，完成他最後能使上力的部分，真的好辛苦！

還是會想起，一些熟悉但已經逝去的臉孔，是他們當我懵懂無知時，給我機會去學習，教我如何照顧癌症病人，如何與他們相處。是他們，當我抽不到血，還戳破血管時，溫暖地告訴我：「沒關係，我真的不好抽，還是換這隻手再試試看！」是他們，當我在走廊被學姐電到哭時，走過來，遞上衛生紙，讓我拭淚。

看著冰冷的遺體，蓋上布單，被太平間先生送去另一個世界。

我知道，說了再見，即是永別。

誰、誰、誰，我其實都記得，雖然叫不出姓名，但都記得和你們的故事，也因為這樣，讓我更茁壯，更知道自己的責任，想要做得更多。

謝謝！每一個誰。

【意識流】

或許支持自己的力量，不是來自外在，
而是內心單純想這樣做，然後做，心安理得。

國家圖書館出版品預行編目 (CIP) 資料

存在的離開：癌症病房裡的一千零一夜 / 林怡芳作 .-- 第一版 .-- 臺北市：博思智庫，民 107.06

面；公分

ISBN 978-986-96296-0-7(平裝)

1. 癌症 2. 病人 3. 通俗作品

417.8　　107007286

GOAL 24

存在的離開

癌症病房裡的一千零一夜

作　　者｜林怡芳
封面繪圖｜許韞恩
執行編輯｜吳翔逸
編輯協力｜李海榕
校　　稿｜蔡佩真
美術設計｜蔡雅芬

發 行 人｜黃輝煌
社　　長｜蕭艷秋
財務顧問｜蕭聰傑
出 版 者｜博思智庫股份有限公司
地　　址｜104 台北市中山區松江路 206 號 14 樓之 4
電　　話｜(02) 25623277
傳　　真｜(02) 25632892

總 代 理｜聯合發行股份有限公司
電　　話｜(02)29178022
傳　　真｜(02)29156275

印　　製｜永光彩色印刷股份有限公司
定　　價｜280 元
第一版第一刷　中華民國 107 年 06 月

ISBN 978-986-96296-0-7

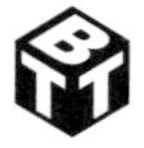

博思智庫股份有限公司

博思智庫粉絲團　Facebook.com/broadthinktank